Diabetes in der Schwangerschaft

Der Ratgeber für Schwangere mit Gestationsdiabetes

Heike Schuh

W0071961

Bibliografische Information der Deutschen
Bibliothek

Die Deutsche Bibliothek verzeichnet diese Publi-
kation in der Deutschen Nationalbibliografie;
detaillierte bibliografische Daten sind im Internet
über ‹http://dnb.ddb.de› abrufbar.

ISBN 978-3-87409-536-5

Hinweis:
Das vorliegende Buch ist nach den Leitlinien
wissenschaftlicher, medizinischer Fachgesellschaften sehr sorgfältig erarbeitet worden.
Dennoch erfolgen alle Angaben ohne Gewähr.
Die Autorin und der Verlag können für eventuelle
Nachteile oder Schäden, die aus den im Buch
gemachten Empfehlungen und Hinweisen resul-
tieren, keine Haftung übernehmen.

Autorin
Heike Schuh, Diabetesberaterin DDG
E-Mail: heike.schuh@t-online.de

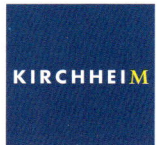

2., vollständig überarbeitete
und erweiterte Auflage 2013
Alle Rechte vorbehalten
© Verlag Kirchheim + Co GmbH
Kaiserstraße 41, 55116 Mainz
www.kircheim-verlag.de

Inhaltsverzeichnis

Vorwort   7
Danksagung   9

A. Gestationsdiabetes – Ursachen, Diagnostik, Risiken
1.0   Das Wichtigste zu Beginn   11
2.0   Definition   14
3.0   Wie kommt der Zucker ins Blut?   14
4.0   Zusammenhang zwischen mütterlichem Blutzucker und
      kindlichem Stoffwechsel   17
5.0   Ursachen des Gestationsdiabetes   20
6.0   Häufigkeit des Gestationsdiabetes   21
7.0   Risikofaktoren für die Entstehung des
      Gestationsdiabetes   23
8.0   Diagnostik des Gestationsdiabetes   24
8.1   Anforderungen an die Messqualität   25
8.2   Standardbedingungen zur Durchführung des oGTT   27
9.0   Mögliche Risiken des Gestationsdiabetes   28
9.1   Risiken für die Mutter   28
9.2   Risiken für das Kind   30

B. Therapie des Gestationsdiabetes – Schulung, Stoffwechsel-kontrollen, körperliche Aktivität, Ernährungsumstellung, Gewichtzunahme während der Schwangerschaft
10.0   Therapie des Gestationsdiabetes   33
10.1   Schulung   33
10.2   Blutzuckerselbstkontrolle   34
10.3   Sonstige Stoffwechselkontrollen   39
10.4   Körperliche Aktivität   40
10.5   Ernährungsumstellung   44
10.5.1 Allgemeine Hinweise zur Ernährung während
       der Schwangerschaft   44
10.5.2 Empfehlenswerte Verzehrsmengen für Schwangere   59
10.5.3 Kohlenhydrate: „Kraftstoff" für unseren Körper   60

10.5.4 Übersicht empfehlenswerter und weniger
   empfehlenswerter Lebensmittel 65
10.5.5 Beispiele für eine ausgewogene, empfehlenswerte Lebensmittelauswahl eines Tages in der Schwangerschaft 69
10.6 Insulintherapie 72
10.7 Tablettentherapie bei Gestationsdiabetes 73
11.0 Gewicht und Gewichtszunahme während der
   Schwangerschaft 73

**C. Schwangerenbetreuung – die/der Frauenärztin/-arzt, die
Hebamme, die Diabeteseinrichtung, die/der Kinderärztin/-arzt**

12.0 Überwachung während der Schwangerschaft
   und nach der Geburt 75
12.1 Betreuung durch die/den Frauenärztin/-arzt 75
12.2 Betreuung durch die Hebamme 77
12.3 Betreuung durch die Diabetes-Schwerpunkteinrichtung 78
12.4 Betreuung durch die/den Kinderärztin/-arzt 79
13.0 Die Entbindung 81
14.0 Blutzuckerüberwachung bei der Mutter
   nach der Entbindung 84
15.0 Schwangerschaftsverhütung bei Frauen nach
   Schwangerschaften mit Gestationsdiabetes 87
16.0 Empfehlung für übergewichtige Frauen nach
   der Geburt und der Stillzeit 89

D. Kinderernährung von Anfang an

17.0 Empfehlungen für die Ernährung Ihres Kindes 91
17.1 Ernährung von Säuglingen 93
17.2 Babygerechte Vollwertkost / Naturkost 99
17.3 Ausgewogene Ernährung nach dem ersten
   Lebensjahr 100
17.4 Werbestrategien der Babykost- bzw.
   Lebensmittelindustrie 102
17.5 Ernährungserziehung / Essverhalten 103

E. Insulintherapie bei Gestationsdiabetes

18.0	Insulintherapie	106
19.0	Besonderheiten des Insulins	108
20.0	Insuline und ihre Wirkungsweisen	109
21.0	Möglichkeiten der Insulintherapie	111
21.1	Insulintherapie ohne Berechnung der Kohlenhydrate	113
21.2	Intensivierte Insulintherapie mit Berechnung der Kohlenhydrate	114
22.0	Geeignete Spritzstellen	117
23.0	Spritztechnik	118
23.1	Insulinspritzen / Insulinpens	118
23.2	Injektionsnadeln	119
23.3	Injektionsdurchführung	120
24.0	Aufbewahrung des Insulins	121
25.0	Unterzuckerung	121
25.1	Anzeichen einer Unterzuckerung	122
25.2	Ursachen einer Unterzuckerung	123
25.3	Behandlung einer Unterzuckerung	123
26.0	Reisen bei Insulintherapie	124
27.0	Autofahren bei Insulintherapie	126
28.0	Schwangerschaftserbrechen und Insulintherapie	128
29.0	Überwachung während der Schwangerschaft	129
29.1	Betreuung durch die/den Frauenärztin/-arzt	129
29.2	Betreuung durch die Diabetes-Schwerpunkteinrichtung	130
30.0	Die Entbindung	131

Schlusswort	133
Anhang: Literaturverzeichnis, Buch- und Broschürenempfehlungen, Adressen	136
Serviceteil: Formulare	141

Geboren wird nicht nur das Kind durch die Mutter,
sondern auch die Mutter durch das Kind.

(Gertrud von Le Fort)

Vorwort

Liebe Leserin,
lieber Leser!

Der Schutz des ungeborenen Lebens hat immer einen besonderen Stellenwert.

Dies gilt ebenso für Sie als werdende Mutter und werdenden Vater als auch für alle an der Betreuung von schwangeren Frauen beteiligten Berufsgruppen.

Da bei Ihnen ein Schwangerschaftsdiabetes festgestellt wurde, benötigen Sie besondere Aufmerksamkeit, denn eine diabetische Stoffwechsellage kann für Mutter und Kind mit Risiken verbunden sein, ohne dass Symptome oder Beschwerden verspürt werden.

Lassen Sie sich in einer Diabetes-Schwerpunkteinrichtung betreuen, die erfahren ist in der Behandlung schwangerer Frauen. Dort werden Sie zu allen wichtigen Punkten ausführlich geschult und somit in die Lage versetzt, selbst bestimmte Behandlungsschritte aktiv umzusetzen.
Bei den Schulungen werden Sie in die Blutzuckerselbstkontrolle eingewiesen und erhalten ausführliche Informationen zur allgemeinen Lebensführung während der diabetischen Schwangerschaft und der Nachsorge, zur Ernährungsumstellung sowie, wenn nötig, zur Insulintherapie.

Durch die Behandlung des Schwangerschaftsdiabetes sollte Ihre Lebensqualität und die Freude auf Ihr Kind möglichst wenig eingeschränkt werden. Sorgen und Ängste um Ihre und die Gesundheit Ihres Kindes sollten vermieden oder durch individuelle, aufklärende Beratungsgespräche abgebaut werden.

Sprechen Sie mit Ihrem Diabetes-Team darüber, wenn neben dem Schwangerschaftsdiabetes andere psychosoziale Belastungen bestehen. Jede Schwangerschaft, jede Geburt und jedes Wochenbett wird ganz individuell und sehr unterschiedlich erlebt. Hierbei bilden Einflüsse wie das familiäre, soziale und berufliche Umfeld, die kulturelle Zugehörigkeit, das Alter der Schwangeren sowie eigene Kindheitserlebnisse die Hintergründe des persönlichen Erlebens.

Das psychische Befinden kann Einfluss auf den Blutzuckerverlauf haben. Deshalb ist es von Vorteil, wenn Sie Sorgen und Ängste in der Diabetesberatung ansprechen.

Dieser Ratgeber soll Sie zur gut informierten, kompetenten und selbstbewussten Gesprächspartnerin gegenüber den Personen machen, die Sie während Ihrer Schwangerschaft betreuen.

Der Ratgeber orientiert sich an den aktuellen Leitlinien fo.gender wissenschaftlicher, medizinischer Fachgesellschaften:

- Deutsche Diabetes-Gesellschaft (DDG)
- Arbeitsgemeinschaft für materno-fetale Medizin (AGMFM)
- Deutsche Gesellschaft für Gynäkologie und Geburtshilfe (DGGG)
- Deutsche Gesellschaft für Perinatale Medizin
- Deutsche Gesellschaft für Ernährung e. V. (DGE)

Er dient als Ergänzung und ersetzt nicht die persönliche Beratung und Schulung bei Ihrer/Ihrem Ärztin/Arzt bzw. Ihrem/Ihrer Diabetesberater/-in!

Danksagung

Dieses Buch ist entstanden im Rahmen meiner Tätigkeit als Diabetesberaterin DDG in einer Diabetes-Schwerpunktpraxis.

Die nicht einheitlichen Regelungen zum Screening auf Gestationsdiabetes (GDM) sowie die ungleichen Aussagen der Fachgremien zum Thema GDM in den vergangenen Jahren haben bei vielen Schwangeren zu Verunsicherungen geführt.

Daneben ist es für betroffene Laien schwierig, die Besonderheiten der verschiedenen Diabetes mellitus Typen 1 und 2, des Gestationsdiabetes sowie anderer Diabetesformen zu unterscheiden. Die Recherchen im Internet und anderen Medien zum Thema GDM sind für die Betroffenen oft schwierig und verursachen häufig Ängste und Ratlosigkeit.

Diese Ängste sind während der Beratungsgespräche mit den schwangeren Frauen und ihren Angehörigen, bei denen der Verdacht auf einen Schwangerschaftsdiabetes besteht oder die Diagnose bereits gestellt ist, oft spürbar, was mich veranlasst hat, dieses Buch zu schreiben.

Mein Dank gilt all den werdenden Müttern und Vätern, die mich immer wieder zu neuen Sichtweisen und Veränderungen meiner Beratungspraxis herausfordern. Ich danke ihnen für ihre Offenheit und die häufig über Jahre anhaltende, vertrauensvolle Zusammenarbeit.

Ich danke insbesondere folgenden Personen, die am Gelingen des Buches mitgewirkt haben:
- Herrn Dr. med. Matthias Schilling, Facharzt für Allgemeinmedizin und Innere Medizin, Diabetologe DDG, Wittlich
- Frau Vanessa Balivo, Dipl. Oecotrophologin, München
- Frau Dr. med. Frigga Ferara, Fachärztin für Allgemeinmedizin, Diabetologin DDG/LÄK Rlp., Ludwigshafen
- Herrn Dr. med. K. Mahler, Chefarzt der Abteilung für Kinder- und Jugendmedizin, Verbundkrankenhaus Bernkastel/Wittlich

- Frau Dr. med. Christa Kärner und Kerstin Leinen, Fachärztinnen für Gynäkologie, Konz
- Frau Katja Türr, Hebamme, Ürzig

Mein ausdrücklicher Dank gilt meiner Familie, meinem Ehemann sowie unseren Töchtern (6 und 10 Jahre alt), die unser Leben auf faszinierende Weise bereichern.
Herzlichen Dank!

Heike Schuh

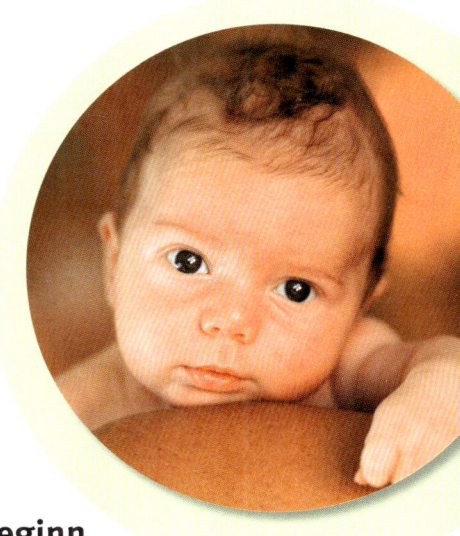

1.0   Das Wichtigste zu Beginn

Hat Ihr Kind jetzt oder nach der Entbindung auch einen Diabetes?

Ein bei Ihnen bestehender Schwangerschaftsdiabetes führt nicht dazu, dass Ihr Kind mit einem Diabetes zur Welt kommt. Ihr Kind hat jedoch ein erhöhtes Risiko, bereits in der Pubertät oder später einen Diabetes zu entwickeln, insbesondere dann, wenn bereits im Kindesalter ein Übergewicht besteht.

Wird Ihr Kind aufgrund Ihres Schwangerschaftsdiabetes eine Behinderung haben?

Bei frühzeitiger Erkennung und optimaler Behandlung lassen sich die Risiken des Schwangerschaftsdiabetes – sowohl bei der Mutter als auch beim Kind – vermeiden.

Bleibt der Diabetes nach der Entbindung bei Ihnen bestehen?

Der Schwangerschaftsdiabetes endet in der Regel mit dem Zeitpunkt der Entbindung. Sollten – wie in seltenen Fällen – nach Entbindung erhöhte Blutzuckerwerte bestehen bleiben, so besteht der Verdacht auf Vorliegen eines Diabetes mellitus Typ 1 oder Typ 2. In diesem Fall muss der Diabetes neu klassifiziert werden. Allerdings haben Sie ein erhöhtes Risiko, im späteren Leben einen Diabetes mellitus Typ 2 zu entwickeln.

Muss Insulin zur Behandlung des Schwangerschaftsdiabetes eingesetzt werden?

In den meisten Fällen (in etwa 80 Prozent der Fälle von Schwangerschaftsdiabetes) ist eine Umstellung der Ernährungs- und Trinkgewohnheiten sowie die Steigerung der körperlichen Aktivität ausreichend, um die Blutzuckerwerte zu normalisieren. In der Diabetesberatung wird Ihnen gezeigt, welche Nahrungsmittel den Blutzucker verändern und wie Sie zuckerhaltige Speisen und Getränke in den Tagesablauf einbauen können, ohne die Blutzucker-Zielwerte zu überschreiten. Erst wenn trotz der Ernährungsumstellung und ausreichend Bewegung die Blutzuckerwerte mehrmals über den Zielwerten liegen, wird zusätzlich Insulin erforderlich. Die Indikation zur Insulintherapie wird innerhalb von ein bis zwei Wochen nach Beginn der Ernährungsumstellung anhand der Blutzuckerwerte sowie der Ergebnisse der Ultraschalluntersuchungen gestellt.

Kann während der diabetischen Schwangerschaft Sport betrieben werden?

Sofern von Seiten Ihres/r behandelnden Frauenarztes/-ärztin keine Bedenken bestehen, ist eine regelmäßige sportliche Betätigung während der Schwangerschaft sinnvoll und ratsam. Körperliche Bewegung hilft, die Blutzuckerwerte zu verbessern, eine Insulintherapie zu vermeiden oder bei bereits begonnener Insulintherapie die tägliche Insulinmenge zu begrenzen. Außerdem fühlen Sie sich durch den Sport leistungsfähiger, das letzte Drittel der Schwangerschaft sowie die Geburt können dadurch weniger anstrengend sein. Besonders empfehlenswert sind straffe Spaziergänge von mindestens 30 Minuten Dauer, spezielle Programme zur Schwangerschaftsfitness, regelmäßiges Schwimmen oder Übungen mit dem elastischen Band. Weitere Informationen erhalten Sie auf Seite 40.

Welche Gewichtzunahme bis zur Geburt ist ratsam?

Wie viel Gewicht Sie mindestens und wie viel Gewicht Sie höchstens bis zur Geburt zunehmen sollten, um Schwangerschaftskomplikationen möglichst gering zu halten, ist abhängig von Ihrem Gewicht und Ihrem BMI (Body-Maß-Index) vor Eintritt der Schwangerschaft. Eine leichte Gewichtabnahme, bedingt durch die Ernährungsumstellung, ist unbedenklich. Bitte wiegen Sie sich einmal pro Woche zu Hause vor dem Frühstück ohne Kleidung, dokumentieren Sie die Werte und nehmen Sie die Eintragungen mit zur Diabetessprechstunde. Weitere Informationen erhalten Sie auf Seite 73.

Wo sollten Sie Ihr Kind entbinden?
Schwangere Frauen mit Gestationsdiabetes und Insulintherapie sollten in einer Klinik mit angeschlossener Neonatologie (Neugeborenenmedizin, Level 1 oder 2) entbinden. Diese Perinatalzentren werden von erfahrenen Neugeborenenärzten geleitet und verfügen über eine ständige Arztbereitschaft. Daneben wird eine Neugeborenen-Intensivstation vorgehalten, die im Notfall Ihr Kind unverzüglich aufnehmen kann, so dass eine optimale Primärversorgung des Kindes gewährleistet ist.
Schwangere Frauen mit Gestationsdiabetes und Ernährungstherapie können in einer Geburtsklinik ihrer Wahl entbinden, sollten jedoch ausführlich über die Vorteile einer Entbindung in einer Klinik mit angeschlossener Neonatologie informiert sein.

Können Sie Ihr Kind trotz Schwangerschaftsdiabetes stillen?
Auch für Ihr Kind ist Muttermilch die beste Nahrung. Sie ist seinem Nährstoffbedarf, seinem Wachstum und seinem Immunsystem ideal angepasst. Zusätzlich genießt es den engen Körperkontakt zu Ihnen und fühlt sich beschützt und geborgen. Durch das Stillen beugen Sie einer Überernährung des Säuglings vor. Allerdings ist Ihr Bedarf an Nährstoffen und Energie während der Stillzeit noch höher als während der Schwangerschaft.

2.0 Definition

Als Schwangerschaftsdiabetes – oder Gestationsdiabetes – bezeichnet man eine Störung des Zuckerstoffwechsels, die erstmals in der Schwangerschaft mit einem 75-Gramm-Blutzuckerbelastungstest (oGTT = oraler Glukosetoleranztest) unter standardisierten Bedingungen und qualitätsgesicherter Messmethode aus venösem Plasma diagnostiziert wird.

Hierfür sind drei Blutentnahmen aus der Vene erforderlich. Ist hierbei ein Blutzuckerwert erhöht, ist die Diagnose „Gestationsdiabetes" gestellt.

Zur Durchführung der Blutzuckerbelastungstests sind bestimmte Bedingungen einzuhalten, über die Sie Ihre behandelnde Praxis im Vorfeld informieren wird. Weitere Informationen erhalten Sie in diesem Ratgeber auf Seite 24.

3.0 Wie kommt der Zucker ins Blut?

Jeder Mensch hat Zucker im Blut!

Eine bestimmte Menge Zucker im Blut ist für jeden Mensch wichtig und völlig normal. Der Zucker liefert unserem Körper die lebensnotwendige Energie, die wir benötigen, um sämtliche Körperaktivitäten aufrechtzuerhalten. Das bedeutet, dass wir mit Hilfe von Zucker in der Lage sind, unsere Muskeln zu beanspruchen, Gehirnarbeit zu leisten, die Organtätigkeit (z.B. Herztätigkeit) zu gewährleisten und eine konstante Körpertemperatur zu sichern.

Den Zucker beziehen wir unter anderem aus den Kohlenhydraten, die wir über die Nahrung zuführen. Kohlenhydrate sind z.B. enthalten in Brot, Kartoffeln, Nudeln, Reis, Haferflocken, Obst und Milch. Kohlenhydrate sind also unsere wichtigste Energiequelle!

Nachdem die Kohlenhydrate im Mund zerkaut worden sind, gelangen sie über die Speiseröhre in den Magen, wo sie mit Magensaft versetzt werden. Vom Magen aus gelangen sie dann in den Dünndarm.

Der Dünndarm spaltet die Kohlenhydrate so lange auf, bis Zucker daraus entstanden ist. Diesen Zucker nennt man auch „Einfachzucker", „Traubenzucker", „Glukose" oder „Dextrose". Nur in dieser „einfachen" Form kann er von den Körperzellen aufgenommen und verwertet werden.

Der Dünndarm gibt den Zucker in die Blutbahn ab, wo er dann als „Blutzucker" messbar ist. Über die Blutbahn wird der Zucker zu allen Zellen des Körpers transportiert.

Um jedoch in jede Körperzelle zu gelangen, wo der Zucker hinein soll, um als Energie seine Dienste leisten zu können, wird Insulin benötigt. Nur wenige Organe (z. B. das Gehirn) sind in der Lage, Zucker auch ohne den „Transporter" Insulin aufzunehmen. Insulin wird in der Bauchspeicheldrüse gebildet und von dort aus direkt in die Blutbahn abgegeben.

Insulin ist der „Schlüssel zur Körperzelle, damit der Zucker hineingelangen kann".

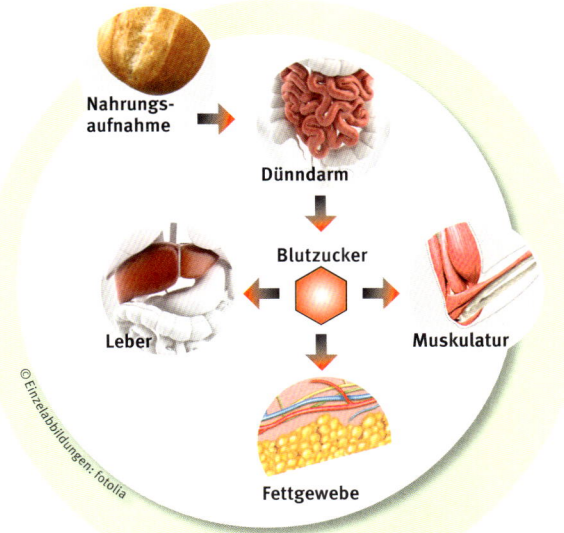

© Einzelabbildungen: fotolia

Die Bauchspeicheldrüse gibt normalerweise genau so viel Insulin in die Blutbahn ab, wie der Organismus benötigt, um den Blutzuckerspiegel im gesunden Bereich (etwa zwischen 65 mg/dl nüchtern und 139 mg/dl zwei Stunden nach einer Mahlzeit) zu halten. Insulin senkt also den Blutzuckerspiegel, indem es Zucker aus dem Blut in die Körperzellen einschleust. Dort wird der Zucker dann als *Energie* genutzt.

Daneben wirkt Insulin auch auf den Fett- und Eiweißhaushalt indem es den Fettaufbau steigert, den Fettabbau hemmt und die Eiweißkonzentration steigert. Insulin spielt also eine zentrale Rolle im Stoffwechsel des Menschen.

Damit unser Organismus auch ohne Nahrungszufuhr (z. B. in der Nacht) immer ausreichend mit Energie versorgt wird, speichert unsere Muskulatur und vor allem unsere Leber einen großen Teil des Zuckers. Diesen gespeicherten Zucker nennt man *Glykogen*. Der Glykogengehalt der Leber variiert je nach Ernährungszustand des menschlichen Körpers zwischen 1 % und 10 % des Lebergewichts.

Für den Aufbau des Glykogens wird Insulin benötigt. Bei Bedarf ist der menschliche Körper in der Lage, das Glykogen wieder zu Zucker aufzuspalten, der dann wiederum als Energie zur Verfügung steht. Somit ist eine ständige Versorgung unserer Körperzellen mit Zucker, auch im Schlafzustand, zwischen den Mahlzeiten oder bei erhöhtem Nährstoffbedarf wie beim Sport, gewährleistet.

Neben der Muskulatur und der Leber steht dem menschlichen Körper ein zusätzliches Speichersystem für Zucker zur Verfügung: die *Fett*speicher.

Je nach aufgenommener Kohlenhydratmenge ist nach der Versorgung der Körperzellen und Auffüllung der Glykogenspeicher noch reichlich Zucker im Blut verfügbar. Diese überschüssig zugeführten Zuckerstoffe werden zu Fett umgewandelt und mit Hilfe des Insulins in die Fettzellen eingeschleust. Die Fettpolster sind also Dauerspeicher für Zuckerüberschüsse und entstehen durch ein Zuviel an Nahrung. Während ein gewisses Maß an Körperfett wichtig ist, um gesund zu sein, führen übermäßige Fettspeicher zu gesundheitlichen Beeinträchtigungen.

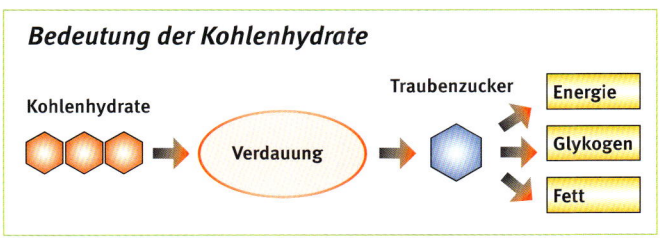

Quelle: Schmeisl, Schulungsbuch für Diabetiker, 5. Auflage © 2005 Elsevier GmbH, Urban & Fischer Verlag München

Damit eine Rückumwandlung des Speicherstoffs Glykogen und Körperfett zu Zucker erfolgen kann, produziert unser Körper Hormone, die Gegenspieler des Insulins sind und durch deren Wirkung der Blutzuckerspiegel ansteigt:

- Glukagon (wird ebenfalls in der Bauchspeicheldrüse gebildet)
- Adrenalin (wird in der Nebenniere gebildet und als sogenanntes „Stresshormon" bezeichnet)
- Cortison (wird in der Nebenniere gebildet)

4.0 Zusammenhang zwischen mütterlichem Blutzucker und kindlichem Stoffwechsel

Nach der Einnistung der befruchteten Eizelle in die Gebärmutterschleimhaut bildet sich die Plazenta, der Mutterkuchen. Sie besteht sowohl aus kindlichem als auch aus mütterlichem Gewebe und entsteht, weil das embryonale Gewebe in die Schleimhaut der Gebärmutter einwächst.

Am Ende der Schwangerschaft hat die Plazenta ein Gewicht von etwa 500 Gramm und einen Durchmesser von etwa 15 bis 20 cm. Die Hauptaufgabe der Plazenta ist die Versorgung des Kin-

17

des mit Nährstoffen wie Kohlenhydraten, Eiweißen, Fetten, Mineralstoffen, Vitaminen sowie Sauerstoff und Wasser. Abfallprodukte des kindlichen Stoffwechsels sowie Kohlendioxid werden über die Plazenta entsorgt. Sie nimmt außerdem mütterliche Antikörper auf und gibt sie an das Kind weiter, so dass das Kind einen „Nestschutz" gegen verschiedene Krankheiten erhält.

Filterstation der Plazenta ist die Plazentaschranke, eine Membran, die das mütterliche vom kindlichen Blut trennt. Hierdurch wird der Übertritt der verschiedenen Substanzen, die im Blut der Mutter vorhanden sind, ermöglicht oder verhindert. Manche Giftstoffe werden so im Organismus der Mutter gehalten und können das Kind nicht schädigen. **Medikamente, Alkohol und Nikotin werden jedoch ungehindert an das Kind weitergegeben und können das Kind schädigen!**

Spätestens jetzt ist er richtige Zeitpunkt, mit dem Rauchen endgültig aufzuhören!
Vermeiden Sie jeglichen Alkoholgenuss während der Schwangerschaft!

Die Verbindung zwischen dem Kind und der Plazenta bildet die Nabelschnur. Mit dem Kind wächst auch die Nabelschnur, sie ist am Ende der Schwangerschaft etwa 50 bis 60 cm lang und bis zu 15 mm dick. In der Nabelschnur befinden sich zwei Arterien und eine Vene. Über die Vene holt sich das Kind frisches, mit Sauerstoff und Nahrung angereichertes Blut, über die Arterien fließt das mit Abfallstoffen beladene Blut in den Kreislauf der Mutter zurück.

Auch den Zucker, den Ihr Kind zum gesunden Wachstum benötigt, bezieht es über die Nabelschnur aus Ihrem Blut.
Das Insulin jedoch, das in Ihrer Bauchspeicheldrüse gebildet wird, gelangt nicht über die Plazenta und die Nabelschnur zum Kind, weil die Insulinmoleküle zu groß sind, um die Plazentaschranke zu passieren. Andererseits kann das Insulin, das die Bauchspeicheldrüse Ihres Kindes bereits ab der 12. Schwangerschaftswoche selbst produziert, nicht in Ihren Blutkreislauf gelangen.

Liegt Ihr Blutzucker im Normalbereich, ist Ihr Kind optimal versorgt. Ist Ihr Blutzucker erhöht, gelangt auch vermehrt Zucker über die Nabelschnur zum Kind. Auf dieses Zuviel an Zucker reagiert die Bauchspeicheldrüse Ihres Kindes mit einer ver-

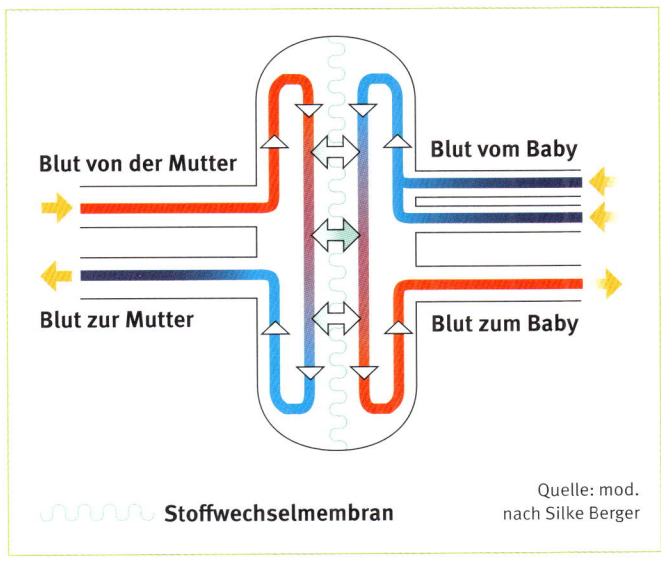

Blut von der Mutter

Blut vom Baby

Blut zur Mutter

Blut zum Baby

Stoffwechselmembran

Quelle: mod.
nach Silke Berger

19

mehrten Insulinproduktion. Das Kind baut den überschüssigen Zucker um und lagert ihn mit Hilfe des Insulins als Glykogen (=Speicherzucker) und Fett in den eigenen Körper ein. Die Folge ist ein übermäßiges Wachstum des kindlichen Fettgewebes. Die hierdurch verursachten möglichen Risiken werden auf den Seiten 30 – 32 beschrieben.

5.0 Ursachen des Gestationsdiabetes

Jede Schwangerschaft – auch ohne Schwangerschaftsdiabetes – stellt eine erhebliche Belastung für den mütterlichen Stoffwechsel dar. Durch die Umstellung des Organismus während der Schwangerschaft kommt es zum Anstieg verschiedener Hormone im Blut, wie dem Östrogen, dem Progesteron sowie plazentaren Hormonen. Alle diese Hormone sind sogenannte „Gegenspieler" des blutzuckersenkenden Hormons Insulin.

Die Schwangerschaftshormone wirken auf den Zuckerstoffwechsel, indem sie die Fähigkeit des Organismus zur optimalen Zuckerverwertung herabsetzen, eine „Insulinresistenz" entsteht. Die Folge sind erhöhte Blutzuckerwerte. Zu Beginn

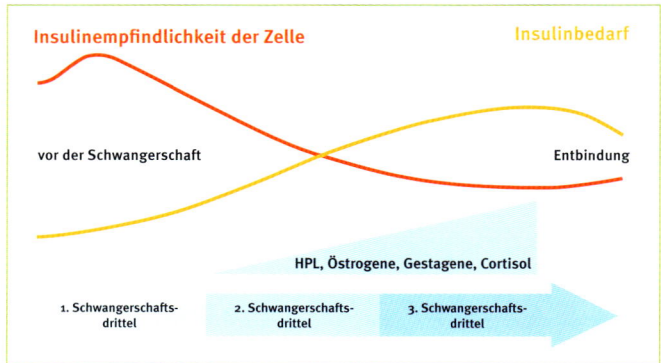

Quelle: Axel Bachmann, Gestationsdiabetes (Schwangerschaftsdiabetes), Bayer HealthCare, 2003

der Schwangerschaft reicht die Insulinproduktion der Bauch-speicheldrüse meist noch aus, um den Zucker optimal verwer-ten zu können. Mit zunehmender Schwangerschaftsdauer stei-gen auch die Schwangerschaftshormone deutlich an, so dass ein Mehrbedarf an Insulin besteht. Wenn dieser Mehrbedarf von der Bauchspeicheldrüse nicht ausreichend gedeckt wer-den kann, kommt es zur Störung des Zuckerstoffwechsels, dem *Schwangerschaftsdiabetes.*

Die Zuckerstoffwechselstörung tritt meist gegen Ende des zwei-ten Schwangerschaftsdrittels (ab der 24. Schwangerschaftswo-che) auf und *endet in den meisten Fällen direkt nach Entbindung des Kindes*. Sollten – wie in seltenen Fällen – nach Entbindung erhöhte Blutzuckerwerte bestehen bleiben, so besteht der Ver-dacht auf Vorliegen eines Diabetes mellitus Typ 1 oder Typ 2. In diesem Fall muss der Diabetes neu klassifiziert werden.

6.0 Häufigkeit des Gestationsdiabetes

Schwangerschaftsdiabetes (= Gestationsdiabetes) ist eine weltweit zunehmende Erkrankung und eine der häufigsten Schwangerschaftskomplikationen.

In Deutschland ist die Häufigkeit des Gestationsdiabetes nach der Perinatalstatistik von 1,47 % im Jahr 2002 auf 3,7 % im Jahr 2010 angestiegen, so dass 2010 rund 24 000 Fälle von Gesta-tionsdiabetes bekannt waren.

Es ist zu erwarten, dass weitaus mehr Fälle vorlagen, jedoch unerkannt blieben, da in den vergangenen Jahren kein einheit-liches Screeningverfahren in den Richtlinien zur Mutterschafts-vorsorge (Mutterpass) verankert war. Die Untersuchung auf Schwangerschaftsdiabetes mittels Blutzuckerkontrolle war bisher nicht Bestandteil der Schwangerschaftsuntersuchun-

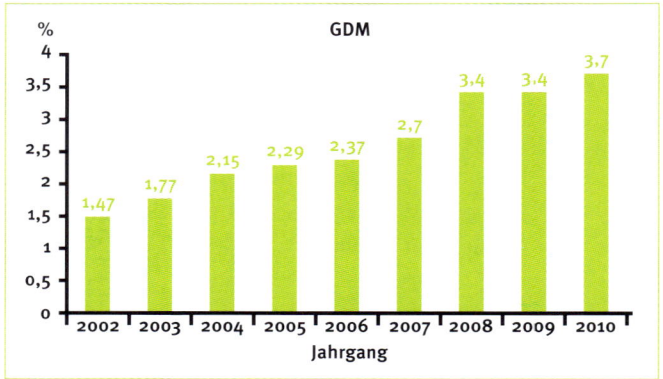

Relative Häufigkeit des Gestationsdiabetes in Deutschland 2002 – 2010. Quelle: : Evidenzbasierte Leitlinie zu Diagnostik, Therapie und Nachsorge des Gestationsdiabetes mellitus der DGE und DGGG 08/2011

gen und somit für die Frauenärztinnen/-ärzte nicht verpflichtend. Die Kosten für einen Blutzuckerbelastungstest wurden bisher von den Krankenkassen nicht übernommen.

Im Dezember 2011 hat der Gemeinsame Bundesausschuss des Bundesministeriums für Gesundheit erstmals die bundesweite, einheitliche Einführung eines Screenings auf Gestationsdiabetes beschlossen. Die neuen Mutterschafts-Richtlinien sind am 03.03.2012 in Kraft getreten und sehen vor, dass jeder Schwangeren, die nicht bereits einen manifesten Diabetes hat, ein Screening auf Schwangerschaftsdiabetes mit einem festgelegten Ablauf und einheitlichen Grenzwerten angeboten werden soll. Die Kosten der Blutzuckerbelastungstests werden von allen gesetzlichen Krankenkassen übernommen.

Nach der Entbindung werden Frauen mit Gestationsdiabetes erneut Zuckertests angeboten, um sicher zu sein, dass sich die Blutzuckerwerte wieder normalisiert haben.

Es bleibt abzuwarten, inwieweit sich die Häufigkeit des Gestationsdiabetes auf Grund der aktuell geänderten Mutterschaftsrichtlinien verändern wird.

Es ist davon auszugehen, dass zukünftig deutlich mehr Schwangere die Chance haben werden, durch frühzeitige Erkennung und adäquate Behandlung ihres Gestationsdiabetes mögliche Risiken für ihr Kind und sich selbst zu minimieren und die mögliche Entstehung eines Diabetes mellitus Typ 2 hinauszuzögern bzw. bereits in seinen Anfängen zu erkennen.

7.0 Risikofaktoren für die Entstehung des Gestationsdiabetes

Grundsätzlich können alle schwangeren Frauen einen Schwangerschaftsdiabetes bekommen. Es gibt allerdings einige Faktoren, von denen man weiß, dass sie das Auftreten der Zuckerstoffwechselstörung begünstigen.

Als Risikofaktoren gelten:

- Alter der Schwangeren › 45 Jahre
- Übergewicht mit einem BMI (=Body-Maß-Index) vor der Schwangerschaft von › 30 kg/m²
- Körperliche Inaktivität
- Familiäre Belastung mit Diabetes mellitus durch Eltern oder Geschwister
- Ethnische Risikopopulation (z. B. Asiatinnen, Lateinamerikanerinnen)
- Vorangegangene Geburt eines Kindes mit einem Geburtsgewicht › 4 500 Gramm
- Gestationsdiabetes in der Vorgeschichte der Schwangeren
- Arterieller Bluthochdruck oder Einnahme von Medikamenten zur Behandlung des Bluthochdrucks
- Erhöhte Blutfettwerte vor der Schwangerschaft
- Polyzystisches Ovarsyndrom (PCO)
- Auffällige Blutzuckerwerte bei früheren Testungen (unabhängig von früherem Gestationsdiabetes)

- Andere Erkrankungen, die mit einer Insulinresistenz assoziiert sind
- Vorgeschichte mit koronarer Herzerkrankung oder Durchblutungsstörungen
- Einnahme kontrainsulinärer Medikamente (z. B. Glukokortikoide)

8.0 Diagnostik des Gestationsdiabetes

Die neuen Richtlinien über die ärztliche Betreuung während der Schwangerschaft und nach der Entbindung (= Mutterschafts-Richtlinien) vom 03.03.2012 sehen vor, dass jeder Schwangeren, die nicht bereits einen Diabetes mellitus hat, ein Screening auf Schwangerschaftsdiabetes mit festgelegtem Ablauf angeboten werden soll.

Ablauf des Screeningverfahrens:

1. **„Zweizeitiges Verfahren":** Zwischen den Schwangerschaftswochen 24 + 0 und 27 + 6 wird ein 50-Gramm-Glukose-Suchtest durchgeführt. Hierbei wird 1 Stunde nach dem Trinken einer 50-Gramm-Glukoselösung, unabhängig von der Tageszeit und vorangehender Mahlzeiten, nicht nüchtern, aus der Vene Blut entnommen und der Blutzuckerwert bestimmt. Ist der Wert im venösen Plasma > 135 mg/dl (> 7,5 mmol/l), so besteht der Verdacht auf Vorliegen eines Gestationsdiabetes, ein zeitnaher oraler Glukosetoleranztest (oGTT) muss sich anschließen, um die Diagnose zu bestätigen. Man spricht hier von einem „zweizeitigen Verfahren", weil sich zur Bestätigung der Diagnose ein zweiter Blutzuckertest, der oGTT mit 75 Gramm Glukose, anschließen muss. Anzuraten ist vorzugsweise die direkte Durchführung des oGTT, auf die Durchführung des Suchtests mit 50 Gramm Glukose kann verzichtet werden.

2. **„Einzeitiges Verfahren":** Zwischen den Schwangerschaftswochen 24 + 0 und 27 + 6 wird ein 75-Gramm-Glukose-Bela-
stungstest (oGTT) durchgeführt. Hierbei wird der Schwangeren dreimal aus der Vene Blut entnommen. Es werden
Blutzuckerwerte morgens nüchtern, nach 8-stündiger Nahrungskarenz sowie 1 Stunde und 2 Stunden nach Trinken einer 75-Gramm-Glukoselösung bestimmt. Bei Erreichen oder
Überschreiten eines oder mehrerer der folgenden Grenz-
werte besteht ein Gestationsdiabetes:

Messzeitpunkt	Pathologisches Messergebnis (venöses Plasma)
nüchtern	*≥ 92 mg/dl (≥ 5,1 mmol/l)*
nach 1 Stunde	*≥ 180 mg/dl (≥ 10 mmol/l)*
nach 2 Stunden	*≥ 153 mg/dl (≥ 8,5 mmol/l)*

*Die korrekte Durchführung der Tests ist entscheidend für
das weitere therapeutische Vorgehen!*

8.1 Anforderungen an die Messqualität

Bei der Durchführung beider Testverfahren sind folgende Dinge zur Einhaltung der Qualitätssicherung zu beachten:

• Die Blutzuckerbestimmung erfolgt im *Venenblut*.

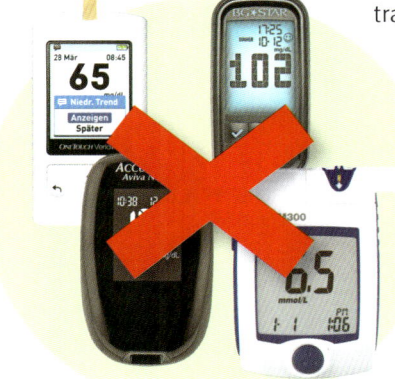

• Das Messergebnis wird als Glukosekonzentration im *Plasma* angegeben, es sollten
plasmakalibrierte Messsysteme eingesetzt werden.

• Die Blutzuckermesssysteme
müssen die Anforderungen an die
Messqualität nach der Richtlinie
der Bundesärztekammer (RiLi-
BÄK) erfüllen. *Die Blutzuckerbe-
stimmungen dürfen nicht mittels
handelsüblicher Patientenmessge-
räte durchgeführt werden.*

25

- Wird das Blut mit Blutröhrchen entnommen, die anschließend an ein Fremdlabor geschickt werden, sind geeignete Maßnahmen zur Vermeidung einer Glykolyse zu treffen. Die Entnahmeröhrchen müssen mit einem Zusatz versehen sein, der den Abbau der Glukose während des Transportes verhindert.

- Die Blutzuckertestungen müssen mit *wasserfreier Glukose* durchgeführt werden, um falsche Messergebnisse zu vermeiden. In Apotheken stehen fertige Testlösungen (Oligosaccharidgemisch) zur Verfügung. Alternativ kann die Testlösung mit handelsüblichen Dextrosepulvern selbst angerührt werden. Hierbei ist jedoch zu beachten, dass es sich um „wasserfreie" Glukose handeln muss. Beim Abwiegen des Traubenzuckers muss also der unterschiedliche Wasseranteil von 0,5 – 9 % – je nach Hersteller – berücksichtigt werden.

Wasserfreie Glukose

(Wasseranteil: max. 1 %)

Nicht wasserfreie Glukose

(Wasseranteil: 7,0 – 9,5 %)

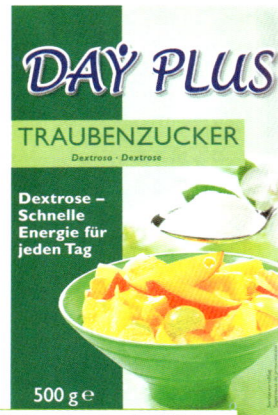

100 g enthalten durchschnittlich:	
Brennwert	1 692 kJ (398 kcal)
Eiweiß	0 g
Kohlenhydrate	99,5 g
Fett	0 g

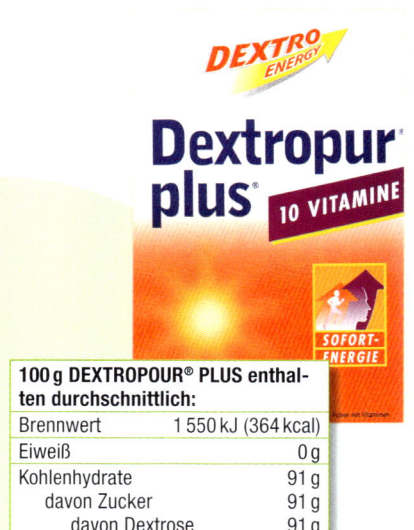

100 g DEXTROPOUR® PLUS enthalten durchschnittlich:	
Brennwert	1 550 kJ (364 kcal)
Eiweiß	0 g
Kohlenhydrate	91 g
davon Zucker	91 g
davon Dextrose	91 g

8.2 Standardbedingungen zur Durchführung des oGTT

Der oGTT sollte unter folgenden Standardbedingungen durchgeführt werden:

- Der oGTT muss morgens nüchtern durchgeführt werden, eine Nahrungskarenz von mindestens 8 Stunden, beispielsweise ab 22.00 Uhr des Vorabends, ist einzuhalten.
- Während der 2 Stunden dauernden Testdurchführung muss die Schwangere in der Einrichtung sitzen bleiben, sie darf sich nicht körperlich belasten, sollte nicht liegen und es sollten in dieser Zeit keine anderen Untersuchungen erfolgen.
- Vor und während der Testdurchführung darf nicht geraucht werden.
- Es darf keine akute Erkrankung vorliegen (z. B. Fieber, ärztlich verordnete Bettruhe, Schwangerschaftserbrechen).
- Am Morgen vor dem oGTT dürfen keine kontrainsulinären Medikamente eingenommen werden (z. B. Cortisol, L-Thyroxin, Progesteron oder ß-Mimetika).
- Die Schwangere sollte in ihrer Vorgeschichte keine Operation im oberen Magen-Darm-Trakt gehabt haben (z. B. bariatrische Operation)
- Am Tag vor dem oGTT sollte die Schwangere keine außergewöhnliche körperliche Belastung über mehrere Stunden haben.
- In den 3 Tagen vor Testdurchführung sollte sich die Schwangere normal ernähren und wie gewohnt trinken. Eine Ernährungsumstellung, insbesondere durch Weglassen der Kohlenhydrate (Brot, Kartoffeln, Reis, Nudeln, Obst, Kuchen, Süßigkeiten etc.) als Vorbereitung auf den Test, würde das Ergebnis verfälschen.
- Der Test sollte wegen der tageszeitlichen Abhängigkeit der Glukosetoleranz morgens zwischen 6.00 Uhr und spätestens 9.00 Uhr begonnen werden.
- Bei starker Schwangerschaftsübelkeit oder Schwangerschaftserbrechen muss der Test um mehrere Tage verschoben werden.

9.0 Mögliche Risiken des Gestationsdiabetes

Bei frühzeitiger Erkennung und Behandlung lassen sich die Risiken des Schwangerschaftsdiabetes – sowohl bei der Mutter als auch beim Kind – vermeiden!

9.1 Risiken für die Mutter

Folgen für die Mutter während der Schwangerschaft *können* sein:

- Gehäuft Harnwegsinfekte und vaginale Infekte
- Vermehrt Präeklampsien (=EPH-Gestose): Bluthochdruck, Eiweißausscheidung im Urin, Wassereinlagerungen
- Vermehrte Fruchtwassermenge.

Folgen für die Mutter bei der Entbindung *können* sein:

- gehäuft Kaiserschnittentbindungen (aufgrund der möglichen Übergröße des Kindes bei nicht optimaler Blutzuckereinstellung der Mutter),
- gehäuft Entbindungen mit Zange oder Saugglocke.

Als Langzeitfolge besteht ein um 20 % bis 50 % erhöhtes Risiko für das erneute Auftreten eines Schwangerschaftsdiabetes in weiteren Schwangerschaften. Risikofaktoren sind:

- Übergewicht
- Anzahl der Schwangerschaften
- Diagnose des Gestationsdiabetes in früheren Schwangerschaften vor der 24. Schwangerschaftswoche
- Insulintherapie in vorangehenden Schwangerschaften
- Gewichtzunahme von mehr als 3 kg zwischen den Schwangerschaften
- zwei Monate nach Entbindung erhöhte Blutzuckerwerte morgens nüchtern

Bei Frauen asiatischer und lateinamerikanischer Herkunft erhöht sich das Risiko für einen erneuten Gestationsdiabetes auf 50 % bis 84 %.

Lassen Sie in weiteren Schwangerschaften Ihren Blutzucker bereits im ersten Schwangerschaftsdrittel durch einen oGTT überprüfen! Je früher ein Gestationsdiabetes erkannt wird, umso besser lassen sich die Risiken für Mutter und Kind vermeiden.

Nach einem Gestationsdiabetes entwickeln 35 % bis 60 % der Frauen innerhalb von 10 Jahren einen manifesten Diabetes mellitus, meist vom Typ 2. Bereits im ersten Jahr nach der diabetischen Schwangerschaft zeigen rund 20 % der Frauen einen gestörten Zuckerstoffwechsel. Risikofaktoren für die frühe Entstehung eines manifesten Diabetes mellitus nach Gestationsdiabetes sind:

• Übergewicht vor Eintreten der Schwangerschaft
• asiatische oder lateinamerikanische Herkunft
• Gestationsdiabetes-Diagnose vor der 24. Schwangerschaftswoche
• 1-Stunden-Belastungswert von ≥ 200 mg/dl ($\geq 11,1$ mmol/l) im Schwangerschafts-oGTT
• HbA_{1c}-Wert von $\geq 5,7$ % bei Diagnose des Gestationsdiabetes

Das Risiko für die Entstehung eines Diabetes mellitus Typ 1 liegt bei Risikogruppen 5 bis 10 Jahre nach einem Gestationsdiabetes bei 2,3 % bis 10 %.

Beginnen Sie nach der Schwangerschaft und Stillzeit mit Vorsorgemaßnahmen, um die Entstehung eines Diabetes mellitus Typ 2 zu vermeiden bzw. hinauszuzögern! Steigern Sie die körperliche Aktivität, indem Sie regelmäßig und ausdauernd Sport treiben, ernähren Sie sich vollwertig mit einer guten Mischkost und reduzieren Sie Ihr Gewicht.

9.2 Risiken für das Kind

Folgen für das Kind während der Schwangerschaft *können* sein:

- frühe Wachstumsverzögerung,
- Fehlbildungen,
- Fehlgeburt,
- Frühgeburt,
- Absterben des ungeborenen Kindes gegen Ende der Schwangerschaft,
- Lungenreifestörung mit Atemnotsyndrom nach Entbindung,
- erhöhte Insulinsekretion der kindlichen Bauchspeicheldrüse,
- übermäßiges Wachstum des Kindes mit Zunahme des Bauchumfanges (=Makrosomie) (Das Kind reagiert auf ein Zuviel an Zucker mit einer erhöhten Insulinproduktion und baut den überschüssigen Zucker als Glykogen und Fett in den eigenen Körper ein mit der Folge von kindlichem Übergewicht.).

© fotolia

Da der Fetus bis zur 12. Schwangerschaftswoche noch kein eigenes Insulin produzieren kann und das Insulin der Mutter nicht über die Plazenta zum Kind übergeht, kommt es bei erhöhten mütterlichen Blutzuckerwerten automatisch zur Überzuckerung beim Kind.

Da im ersten Schwangerschaftsdrittel die Organe des Kindes angelegt werden, können gehäufte Überzuckerungen in dieser Zeit zu Fehlbildungen führen. Sie können bevorzugt am Herzen, an der Wirbelsäule und am Rückenmark sowie am Verdauungstrakt auftreten.

Da der Gestationsdiabetes in den meisten Fällen erst im zweiten Schwangerschaftsdrittel auftritt, besteht das Problem von möglichen Missbildungen beim Kind meist bei Frauen, die be-

reits vor Eintritt der Schwangerschaft einen schlecht einge-
stellten Diabetes mellitus Typ 2 oder Typ 1 hatten.

Ab der 12. Schwangerschaftswoche beginnt die kindliche
Bauchspeicheldrüse mit der Insulinproduktion. Das Kind ist
nun in der Lage, den Blutzucker optimal zu verwerten. Somit
führen erhöhte Blutzuckerwerte der Mutter jedoch zur erhöhten Insulinproduktion beim Kind. Es kann zur „Überentwick-
lung" der insulinproduzierenden Zellen beim Kind kommen
(frühzeitige Fehlprogrammierung der Bauchspeicheldrüse).
Ebenso steigt das Risiko, dass das Kind vermehrt Fett einla-
gert und übergewichtig geboren wird.
Daneben besteht die Gefahr, dass bei ausgeprägter Überzuk-
kerung die Lunge nicht optimal reift. Die Surfactantbildung
(=Substanz, die die Atembläschen der Lunge auskleidet) ist
gehemmt, so dass ein erhöhtes Risiko eines Atemnotsyn-
droms beim Neugeborenen besteht.
Zudem können mehrfache deutlich erhöhte Blutzuckerwerte
vor der Geburt zu lang anhaltenden Unterzuckerungen beim
Neugeborenen führen.

Folgen für das Kind nach Entbindung *können* sein:
- Unterzuckerungen,
- Organunreife (z. B. der Lunge),
- Atemstörungen,
- gesteigerte Anzahl der roten Blutkörperchen,
- Stoffwechselstörungen (z. B. Erhöhung des Bilirubingehal-
  tes im Blut, Gelbsucht, Absinken des Kalzium- und Magne-
  siumgehaltes im Blut),
- Geburtsverletzungen wie Schulterverletzungen, Knochen-
  brüche, Lähmungen auf Grund des kindlichen Übergewich-
  tes,
- dauerhafte „Fehlprogrammierung" der insulinproduzierenden Zellen der kindlichen Bauchspeicheldrüse.

Als Langzeitfolge besteht ein erhöhtes Risiko, bereits in den ersten 20 Lebensjahren einen manifesten Diabetes mellitus Typ 2 zu entwickeln. Ebenso hat Ihr Kind ein erhöhtes Risiko für Übergewicht und erhöhte Blutfett- und Blutdruckwerte bereits in den ersten zwei Lebensjahrzehnten.

Beginnen Sie bereits nach Entbindung Ihres Kindes mit Vorsorgemaßnahmen, damit Übergewicht und Diabetes bei Ihrem Kind gar nicht erst entstehen! Stillen verringert das Risiko für Übergewicht. Achten Sie auf eine vollwertige, ausgewogene Ernährung Ihres Kindes bereits im Säuglings- und Kleinkindalter (Informationen hierzu erhalten Sie im Kapitel D dieses Ratgebers). Fördern Sie die Bewegung Ihres Kindes vom Kleinkindalter an!

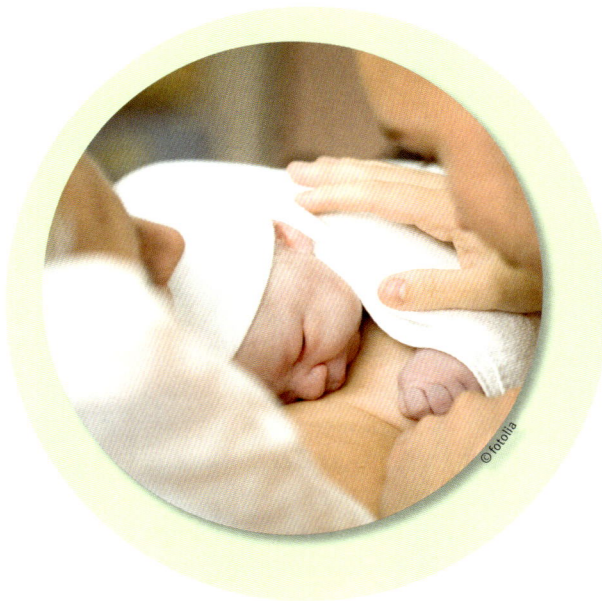

10.0 Therapie des Gestationsdiabetes

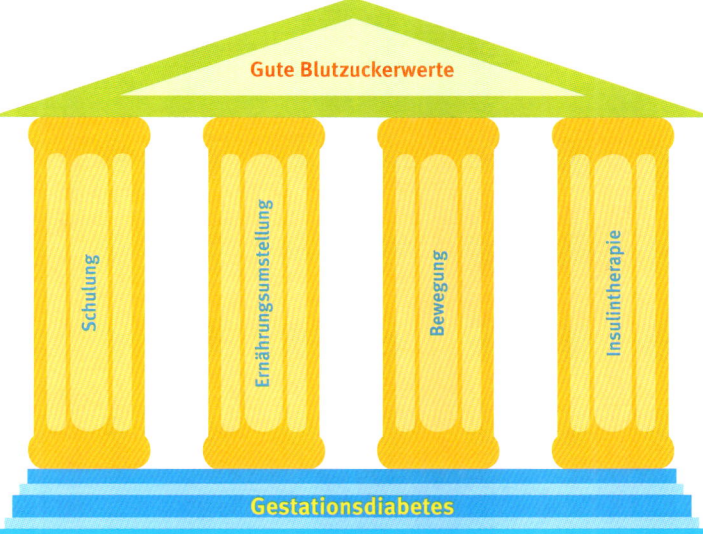

Um den Schwangerschaftsdiabetes optimal behandeln zu können, sind eine ausführliche Beratung und Schulung durch ihr Diabetesteam sowie Ihre persönliche, zuverlässige Mitarbeit unerlässliche Voraussetzungen!

10.1 Schulung

Ihre betreuenden Diabetesärztinnen/-ärzte und Diabetesberater/-innen sind erfahren in der Behandlung von Schwangeren mit Schwangerschaftsdiabetes.

Die Teilnahme an Fortbildungsveranstaltungen ermöglicht es ihnen, Sie jederzeit nach aktuellen Kenntnissen der Medizin und Wissenschaft individuell zu beraten.

Einzelschulungen und regelmäßige Besprechungen der von Ihnen gemessenen Blutzuckerwerte (mindestens alle zwei Wochen) sollen Sie in die Lage versetzen, auf Schwankungen Ihres Blutzuckers optimal reagieren zu können.

10.2 Blutzuckerselbstkontrolle

Im Erstgespräch mit Ihrem Diabetesteam erlernen Sie die Blutzucker-Selbstkontrolle mit einem Blutzucker-Messgerät. Die korrekte Blutzuckerselbstkontrolle ist ein fester Bestandteil Ihrer Behandlung und eines der wichtigsten Werkzeuge in Ihrer Stoffwechseleinstellung.

Um mögliche Ungenauigkeiten der Messungen zu minimieren, sollten Sie sie mit Sorgfalt durchführen.

Durchführung der Blutzuckermessung:

1. Messgerät und Stechhilfe zur Messung vorbereiten.
2. Kein Desinfektionsmittel verwenden!
3. Hände vor jeder Messung waschen und gut abtrocknen.
4. Seitlich in die Fingerbeere einstechen und Blutstropfen von der Handfläche beginnend nach oben ausstreichen, nicht quetschen (führt zu falschen Ergebnissen)!
5. Blut in den Teststreifen einsaugen lassen.
6. Messergebnis abwarten.
7. Dokumentieren jedes gemessenen Wertes mit Uhrzeit im Blutzuckertagebuch.
8. Dokumentieren von Besonderheiten im Blutzuckertagebuch (z. B. körperliche Aktivität, Krankheit, Stress, Aufnahme großer Mengen an schnell wirksamen Zuckerstoffen)

Auch wenn die Blutzuckerselbstmessung heute im Grunde „kinderleicht" ist und (gerade weil) sie im Laufe Ihrer Behandlung zur Routine werden wird, gibt es einige Dinge, auf die Sie besonders achten sollten:

- Vergleichen Sie bitte die Ergebnisse Ihres Messgerätes nicht mit denen anderer Messgeräte, sondern nur mit qualitätsgesicherten Laborergebnissen. Die Geräte verschiedener Hersteller liefern unterschiedliche Ergebnisse, die Schwankungen von +/– 15 bis 20 Prozent ausmachen können.

• Beim Vergleich mit Laborergebnissen sind folgende Aspekte zu berücksichtigen:

· Kalibrierung der Mess- und Laborgeräte auf Vollblut, Plasma oder Serum (die Glukosekonzentration im Vollblut ist niedriger als im Serum und Plasma),

· Verwendung der gleichen Blutprobe (im Kapillarblut aus der Fingerbeere ist der Glukosegehalt höher als im Venenblut),

· Zeitpunkt der Blutentnahme (die Blutproben müssen zur gleichen Zeit entnommen werden und innerhalb von 30 Minuten nach Blutentnahme untersucht werden, da sich durch das Stehenlassen der Probe Glukose abbaut).

• Beachten Sie bitte, dass während Ihrer Behandlung der Wechsel zu einem Messgerät eines anderen Herstellers bzw. einer anderen Marke zu veränderten Blutzuckerwerten führen kann. Einige Messgeräte geben Ihnen einen Vollblutwert an, während andere Geräte Plasmawerte anzeigen, die um einiges höher liegen.

• Ihr Blutzucker-Messgerät speichert alle gemessenen Werte ab. Zur Vermeidung falscher Interpretationen sollten Sie Messungen bei Familienangehörigen oder anderen Personen vermeiden.

• Extrem veränderte Hämatokritwerte können die Glukosewerte nach oben oder unten beeinflussen. Das Hämatokrit ist ein Parameter, der das Volumen der roten Blutzellen im Verhältnis zum Gesamtblutvolumen darstellt.

• In großen Mengen eingenommene Medikamente wie Acetylsalicylsäure (ASS), Paracetamol oder Ascorbinsäure (Vitamin C) können die Blutzuckerwerte ebenso verfälschen wie sehr hohe Blutfette und eine deutlich vermehrte Harnsäure.

• Bei schwerem Wasserverlust des Körpers (z. B. durch anhaltend starkes Erbrechen zu Beginn der Schwangerschaft) kann sich die Glukosekonzentration in Ihrem Blut erhöhen.

Weitere Fehlerquellen bei der Blutzuckerselbstmessung:

- versehentliche Geräteumstellung auf eine andere Maßeinheit (Millimol/Liter = mmol/L oder Milligramm/Deziliter = mg/dL),
- starkes Pressen an der Einstichstelle des Fingers,
- Zuckerreste an den Fingern (z. B. Fruchtzucker nach dem Essen eines Apfels),
- Schweiß an den Fingern (z. B. nach sportlicher Betätigung),
- Auftragen einer zu geringen Blutmenge,
- Finger vor Blutentnahme nicht abgetrocknet,
- Überschreiten des Verfallsdatums der Blutzuckerteststreifen,
- falsche Lagerung der Teststreifen (nicht einfrieren, nicht über 40°C, keine Feuchtigkeit),
- falsche Codierung der Teststreifen – Charge am Blutzucker-Messgerät,
- Verwendung von Desinfektionsmitteln,
- Fehlablesung durch Teilausfall der LCD-Anzeige des Blutzucker-Messgerätes
- mögliche Störung durch starke elektro-magnetische Felder (z. B. Handy).

Bitte bringen Sie Ihr Blutzuckertagebuch zu jedem Gesprächstermin in Ihre Diabetesberatung mit!

Blutzucker-Tagesprofile:

Um eine optimale Kontrolle Ihres Blutzuckerspiegels zu gewährleisten, ist es notwendig, dass Sie regelmäßig Blutzucker-Tagesprofile unter Alltagsbedingungen erstellen und die Werte in einem Blutzuckertagebuch dokumentieren. Daneben verfügt Ihre behandelnde Diabetes-Einrichtung über die Möglichkeit, die Werte aus dem Gerätespeicher über ein Diabetesprogramm in den Computer herunterzuladen und als Liste sowie grafisch darzustellen.

Die Angaben zur Messhäufigkeit können je nach Schwangerschaftsverlauf variieren. In der Regel wird Ihr Diabetesteam Sie anweisen, 4-Punkte-Profile oder 6-Punkte-Profile zu erstellen.

4-Punkte-Profil

1. Messung	*morgens nüchtern direkt nach dem Aufstehen*
2. Messung	*1 bis 2 Stunden nach Beginn des Frühstücks*
3. Messung	*1 bis 2 Stunden nach Beginn des Mittagessens*
4. Messung	*1 bis 2 Stunden nach Beginn des Abendessens*

6-Punkte-Profil

1. Messung	*morgens nüchtern direkt nach dem Aufstehen*
2. Messung	*1 bis 2 Stunden nach Beginn des Frühstücks*
3. Messung	*vor Beginn des Mittagessens*
4. Messung	*1 bis 2 Stunden nach Beginn des Mittagessens*
5. Messung	*vor Beginn des Abendessens*
6. Messung	*1 bis 2 Stunden nach Beginn des Abendessens*

Zusätzlich kann die Bestimmung eines Spätwertes vor dem Zubettgehen sinnvoll sein.

Es gelten folgende Blutzucker-Einstellungsziele nach Selbstmessungen mit plasmakalibrierten Messgeräten:

Blutzucker-Einstellungsziele

nüchtern sowie vor den Mahlzeiten	*65 – 95 mg/dl* *(3,6 – 5,3 mmol/l)*
1 Stunde nach Beginn der Mahlzeit	*‹140 mg/dl* *(‹7,8 mmol/l))*
2 Stunden nach Beginn der Mahlzeit	*‹120 mg/dl* *(‹6,7 mmol/l)*
Mittlere Blutglukose (MBG) *mit Messungen* *1 Stunde nach Beginn der Mahlzeit*	*90 – 110 mg/dl* *(5,0 – 6,1 mmol/l)*
Mittlere Blutglukose (MBG) *mit Messungen* *2 Stunden nach Beginn der Mahlzeit*	*80 – 100 mg/dl* *(4,4 – 5,6 mmol/l)*

37

Die Errechnung eines mittleren Blutzuckerwertes (=MBG) eines Tages mit 3 Werten vor und 3 Werten nach den Mahlzeiten ist ratsam. Die Ergebnisse werden wie folgt bewertet:

• *Unter Ernährungstherapie:*

MBG 1 Stunde nach Beginn der Mahlzeit ›110 mg/dl (›6,1 mmol/l) oder 2 Stunden nach Beginn der Mahlzeit ›100 mg/dl (›5,6 mmol/l): unzureichende Blutzuckereinstellung! Die Überprüfung der Ernährungstherapie und Indikationsstellung für eine Insulintherapie ist erforderlich.

• *Unter Insulintherapie:*

MBG 1 Stunde nach Beginn der Mahlzeit ‹90 mg/dl (‹5,0 mmol/l) oder 2 Stunden nach Beginn der Mahlzeit ‹80 mg/dl (‹4,4 mmol/l): Überhöhte Insulindosierung! Die Überprüfung der Kohlenhydratzufuhr und Reduktion der Insulinmengen ist erforderlich.

Sind innerhalb von einer Woche mehrere Blutzuckerwerte erhöht, muss eine Insulintherapie erwogen werden.

Innerhalb von zwei Wochen wird unter Berücksichtigung der Blutzuckermesswerte sowie der Ergebnisse der Ultraschalluntersuchung entschieden, ob die Fortführung der Ernährungstherapie ausreichend ist oder ob eine Insulintherapie angestrebt werden sollte.

Sind unter Ernährungstherapie die Blutzuckerwerte sowie Ultraschallbefunde unauffällig, kann die Messhäufigkeit reduziert und täglich im Rotationsverfahren variiert werden.

Unter Insulintherapie ist die Bestimmung von 4-Punkte-Profilen oder 6-Punkte-Profilen notwendig. Ihr Diabetesteam wird Sie hierzu individuell beraten und die Häufigkeit sowie den Zeitpunkt der Selbstkontrollen dem Schwangerschaftsverlauf anpassen.

Daneben sollte Ihr Diabetesteam regelmäßig die Durchführung der Blutzuckerselbstmessung sowie die Richtigkeit des Messgerätes prüfen, um mögliche Fehlerquellen aufzudecken.

10.3 Sonstige Stoffwechselkontrollen

Wenn die Diagnose des Schwangerschaftsdiabetes gestellt worden ist, empfiehlt sich die Bestimmung des *HbA$_{1c}$-Wertes* aus dem Blut. Der HbA$_{1c}$-Wert ist ein Blutzuckerdurchschnittswert, mit dem die Qualität der mütterlichen Blutzuckereinstellung aus den zurückliegenden acht Wochen beurteilt werden kann.

Die Kontrolle von Keton im Urin mittels Teststreifen ist durchzuführen, um eine zu geringe Kohlenhydrat- oder Kalorienzufuhr aufzudecken.

Zur Bildung von Ketonkörpern im Blut, die im Urin nachgewiesen werden können, kommt es, wenn die Schwangere nicht ausreichend Energie durch Kohlenhydrate erhält. Spart sie zu viele Kohlenhydrate ein, kommt es zu einem verstärkten Abbau der mütterlichen Fettspeicher, um den Energiebedarf des Kindes zu decken. Bei diesem Abbauprozess entstehen Ketonkörper (= Hungerketose).
Eine Schwangerschaftsketose sollte vermieden werden, da hierdurch bedingte ungünstige Einflüsse auf die Entwicklung des Kindes nicht auszuschließen sind.

Bei übergewichtigen Schwangeren, denen eine Kalorienreduktion angeraten wurde, ist in der ersten Woche bis zum Erreichen einer ausgewogenen Ernährung täglich eine Urin-Ketonmessung angezeigt. Die Messung erfolgt morgens nüchtern aus frisch gelassenem Urin.

39

Sind die Ergebnisse auffällig mit ++ oder +++ sollte die tägliche Kalorien- und Kohlenhydratzufuhr erhöht werden, bis das Ergebnis nur noch schwach positiv + oder (+) oder negativ ist. Im Anschluss sind Urinketon-Kontrollen 1- bis 2-mal wöchentlich ausreichend.

Eine größere Gewichtabnahme während der Schwangerschaft sollte vermieden werden. Hingegen ist eine leichte Gewichtsabnahme zu Beginn der Ernährungsumstellung unbedenklich.

Eine Einschränkung der Nahrungsmittelzufuhr mit dem Zweck einer gezielten größeren Gewichtsabnahme ist auf die Zeit nach der Schwangerschaft und Stillzeit zu verlegen!

10.4 Körperliche Aktivität
Physiologische Veränderungen des Körpers in der Schwangerschaft

Eine Schwangerschaft bedeutet für den Körper und den Stoffwechsel der Frau Belastungen, die denen eines Leistungssportlers gleichen. Es kommt natürlicherweise zur Zunahme des Herz-Minuten-Volumens, des Blutvolumens, der Herzfrequenz, der Herzwanddicke, des Grundumsatzes, der Wärmeentwicklung und des Blutzuckerbedarfs. Zudem verändert sich der Blutdruck.

Insgesamt kommt es durch die Schwangerschaft zu Veränderungen im Verdauungstrakt, des Herz-Kreislauf-Systems, des Fettstoffwechsels, des Harntraktes und der Nierenfunktion, der Blutgerinnung, des Skelettes und der Haut.
Eine Schwangerschaft stellt eine 24-stündige und im Verlauf eine zunehmend intensivierte Beanspruchung der Organe dar.

Auswirkung körperlicher Aktivität auf den Blutzucker
Grundsätzlich hat jede körperliche Aktivität einen positiven Einfluss auf den Zuckerstoffwechsel, indem Zucker direkt verbraucht wird. Die Folge sind sinkende Blutzuckerwerte.

Muskelarbeit führt zu einem gesteigerten Energieverbrauch zusätzlich zum Energieverbrauch in Ruhe (=Grundumsatz). Je mehr Muskelgruppen beansprucht werden und je ausdauernder die Muskelarbeit ist, umso mehr Energie, also Zucker, wird verbraucht.

Unter sportlicher Aktivität greift die Muskulatur zur Deckung des erhöhten Energiebedarfs vorrangig auf eigene muskuläre Zuckerspeicher (Glykogenreserven) zurück.
Gleichzeitig wird unter Muskelarbeit die Zuckeraufnahme aus dem Blut in den Muskel erheblich gesteigert, der Blutzuckerspiegel sinkt.

Um einen größeren Abfall des Blutzuckers zu vermeiden, steigert die Leber ihre Glukoseproduktion und gibt vermehrt Zucker in die Blutbahn ab, der dann wiederum der Muskulatur als Energie zur Verfügung steht.

© fotolia

Alle diese Vorgänge der Zuckerbereitstellung unter körperlicher Aktivität führen je nach Dauer und Intensität der Muskelarbeit zur teilweisen Entleerung der Glukosespeicher (=Glykogen) in Muskulatur und Leber. Die Speicher werden nach Beendigung der sportlichen Aktivität wieder aufgefüllt, indem sie dem Blut vermehrt Zucker entziehen. Diese Zuckeraufnahme aus der Blutbahn in die Muskel- und Leberspeicher kann, je nach Intensität und Ausdauer der Muskelarbeit, bis zu 48 Stunden erhöht sein.

Positive Auswirkungen von Sport in der Schwangerschaft

Manche Schwangere reduzieren ihr Fitnessprogramm aus Sorge, dem Baby zu schaden, oder meinen, ihrem Kind Gutes zu tun, wenn sie sich überwiegend ausruhen und sich wenig bewegen.

Doch das Gegenteil ist der Fall!

Wer sich bewegt, tut sich und dem Kind Gutes!
Bewegen Sie Sich mindestens 4- bis 5-mal pro Woche über eine Dauer von wenigstens 30 bis 60 Minuten.

Gerade weil eine Schwangerschaft den Körper der Frau im Schwangerschaftsverlauf zunehmend beansprucht, ist es wichtig, dass sich die Schwangere körperlich fit hält.

Durch die Zunahme des körperlichen und psychischen Wohlbefindens durch Sport kommt es zu mehreren positiven Effekten. Sie werden leistungsfähiger und können das besonders anstrengende letzte Schwangerschaftsdrittel besser bewältigen. Die Körperbeherrschung verbessert sich, die Muskulatur des Rückens und des Beckenbodens nimmt zu. Schwangerschaftsbedingte Beschwerden, Stress, Thrombosen, Krampfadern und Hämorrhoiden nehmen ab.

Der Blutzucker normalisiert sich, die Gewichtszunahme ist geringer. Insgesamt haben sportliche Schwangere eine bessere Kondition als nichtsportliche Schwangere.

Geeignete Sportarten

Wohlbefinden und Freude bei der Bewegung sollten im Vordergrund stehen!

Bei der Wahl der Sportart und der Intensität ihrer Ausübung muss berücksichtigt werden, dass es durch die Gewichtszunahme und die wachsende Gebärmutter zu einer Schwerpunktverlagerung des Körpers kommt. Die Haltung verändert sich durch Krümmungen der Wirbelsäule und Kippung des Beckens. Hormonell bedingt lockern sich mit zunehmender Schwangerschaft die Bänder und die Stabilität der Gelenke nimmt ab.

Generell sind deshalb Sportarten mit rhythmischem Bewegungsablauf, geringem Sturzrisiko und Betätigung großer Muskelgruppen gut geeignet, um die Fitness in der Schwangerschaft risikoarm zu fördern.

Empfehlenswert sind Schwimmen, Gymnastik, Radfahren, Walken, Wandern, Wassergymnastik, Golf, Yoga, Tai-Chi und Skilanglauf.

Sportarten, die mit schneller Beschleunigung und Abbremsung, schnellen Drehungen, harten Stößen, mit hohem Sturzrisiko oder in Rükkenlage ausgeübt werden, müssen vermieden werden. Hierzu gehören Ballsportarten, Reiten, Geräteturnen, Rudern, Kampfsportarten, Bodybuilding und Ski alpin.

Die sportliche Betätigung muss dem Schwangerschaftsstadium angepasst sein. Im ersten Drittel ist ein erhöhtes Pensum an sportlicher Betätigung möglich und sinnvoll. Je weiter die Schwangerschaft fortschreitet, desto sanfter sollte das Training gestaltet werden. Der beste Taktgeber für die Trainingsintensität ist Ihr eigenes Körpergefühl.

Während der Schwangerschaft ist manchmal Vorsicht geboten

Vor der Aufnahme oder Fortführung einer regelmäßigen sportlichen Betätigung während der Schwangerschaft sollten Sie Rücksprache mit Ihrer/Ihrem Frauenärztin/-arzt halten. Obwohl generell nichts gegen sportliche Aktivität in der Schwangerschaft spricht, sollte unter bestimmten Gegebenheiten darauf verzichtet werden. Bei folgenden Risikofaktoren ist Vorsicht geboten:

- Unterleibsschmerzen,
- Blutungen,
- Wehentätigkeit,
- vorangegangene Fehlgeburt,
- Mehrlingsschwangerschaft,
- akute oder gerade überstandene Infektionen,

43

- Bluthochdruck,
- Herz- und Gefäßerkrankungen,
- Schwindel, Augenflimmern, Kopfschmerzen.

Aus diabetologischer Sicht ist sportliche Betätigung bei Insulintherapie ebenso empfehlenswert und sinnvoll wie bei Ernährungstherapie. Bei Insulintherapie sind jedoch einige Dinge zur Vermeidung einer Unterzuckerung zu beachten. Lassen Sie sich hierzu von Ihrem Diabetesteam ausführlich beraten. Weitere Informationen zu Sport und Insulintherapie erhalten Sie auf den Seiten 106 bis 132.

10.5 Ernährungsumstellung

Schwangerschaft bedeutet nicht, für zwei zu essen, sondern für zwei zu denken!

10.5.1 Allgemeine Hinweise zur Ernährung während der Schwangerschaft

Nicht selten werden Ernährungsgewohnheiten von Schwangeren durch folgende falsche Verhaltensweisen geprägt:

- „Damit ich genug Calcium bekomme, trinke ich täglich mindestens einen Liter Vollmilch."
- „Ich brauche jetzt doch viele Vitamine, deshalb esse ich am Tag ein Kilo Obst."
- „Seit ich schwanger bin, habe ich Heißhunger auf Süßigkeiten. Weil das wohl normal ist, esse ich eben mehr Süßes."
- „Vitamine bekomme ich ausreichend, denn ich trinke zwei Liter Fruchtsaft am Tag."
- „Ich möchte nicht so viel zunehmen, darum halte ich mich bei Brot, Kartoffeln und Nudeln zurück."

Die wichtigste therapeutische Maßnahme nach der Diagnosestellung des Gestationsdiabetes ist die Umstellung der Ernährung. Hierbei sollte Rücksicht genommen werden auf

- Ihre Vorlieben und Gewohnheiten beim Essen,
- Ihren Tagesrhythmus,
- Ihr Körpergewicht,
- Ihre soziale und kulturelle Zugehörigkeit.

Die wichtigsten Therapieziele des normalen Kindswachstums, Ihrer normnahen Blutzuckereinstellung unter Vermeidung von Unterzuckerungen und Hungerketosen sowie Ihre individuelle Gewichtszunahme dürfen nicht aus den Augen verloren werden.

Im Durchschnitt steigt der Bedarf an Energie (Kilokalorien = kcal) im Verlauf der Schwangerschaft nur leicht an.
Dagegen steigt der Bedarf an einzelnen Vitaminen, Mineralstoffen und Spurenelementen während der Schwangerschaft deutlich stärker.

Deshalb ist es für Sie als Schwangere besonders wichtig, die Qualität der Lebensmittel in den Vordergrund zu stellen und nicht die Menge.
Wählen Sie bevorzugt frische, unverarbeitete Lebensmittel mit einer hohen Nährstoffdichte und niedrigem Energiegehalt aus. Hierzu zählen insbesondere frisches Obst und Gemüse, ballaststoffreiche Vollkornprodukte sowie magere Milch- und Milchprodukte.
Die Lebensmittel sollten fettarm und wenig gesüßt sein, um die Kalorienzufuhr nicht unnötig in die Höhe zu treiben und somit eine übermäßige Gewichtszunahme bei Ihnen und Ihrem Kind zu vermeiden.

Energiebedarf

Er erhöht sich in der Regel erst ab dem 4. Schwangerschaftsmonat um etwa 250 kcal pro Tag, ist also in den letzten Monaten durchschnittlich nur etwa 10 % höher als vor der Schwangerschaft. Das entspricht einer kleinen Zwischenmahlzeit wie etwa einem Joghurt oder einer Scheibe Vollkornbrot, belegt mit fettarmer Wurst oder Käse.

Die Kalorienzufuhr, die für jede Schwangere individuell zu empfehlen ist, berücksichtigt drei Kriterien:

- das aktuelle Körpergewicht der Frau vor Beginn der Schwangerschaft,
- die Gewichtszunahme während der Schwangerschaft (durch das Kind selbst, das Fruchtwasser, das Gebärmutterwachstum, die Plazenta u. a.) und
- die körperliche Aktivität der Schwangeren.

Kalorienbedarf pro Kilogramm Körpergewicht (kcal/kg KG) während der Schwangerschaft, bezogen auf den BMI (Body-Mass-Index) der Frau vor Beginn der Schwangerschaft

	BMI (kg/m²)	Energiebedarf (kcal/kg KG)	Beispiel Berechnung Energiebedarf/Tag bei einer Körperlänge von 170 cm
Untergewicht	‹18,5	ca. 35 – 40	BMI 18: 52 kg KG = 2 080 kcal/Tag
Normalgewicht	18,5 – 24,9	ca. 30 – 34	BMI 22,5: 65 kg KG = 2 200 kcal/Tag
Übergewicht	25 – 29,9	ca. 25 – 29	BMI 27,5: 79,5 kg KG = 2 300 kcal
Adipositas (Fettleibigkeit)	›30	ca. 20	BMI 35: 101,1 kg KG = 2 000 kcal/Tag

Quelle: Leitlinie Gestationsdiabetes mellitus der Deutschen Diabetes-Gesellschaft und der Deutschen Gesellschaft für Gynäkologie und Geburtshilfe 08/2011

Zur Regulierung der Gewichtszunahme und Verbesserung der Blutzuckerspiegel kann bei übergewichtigen Schwangeren eine moderate Kalorienreduktion sinnvoll sein.

Eine gezielte Gewichtsabnahme, bei der sich vermehrt Hungerketone im Urin nachweisen lassen, sollte vermieden werden. (Ketone sind ein Abfallprodukt, das beim Abbau von körpereigenem Fett entsteht.)

Bedarf an Vitaminen und Mineralstoffen

	Frauen	Schwan-gere	Stillende	Gute Quellen sind z. B.
Vitamin A	0,8 mg	1,1 mg	1,5 mg	Brokkoli, Paprika, Karotten, Aprikosen, Milchprodukte, Eigelb
Vitamin D	5 µg	5 µg	5 µg	Fette Fische (Makrele, Hering), Eigelb, Butter
Vitamin E	12 mg	13 mg	17 mg	Wirsing, Himbeeren, Mandeln, Haselnüsse
Vitamin B1	1,0 mg	1,2 mg	1,4 mg	Vollkornprodukte, Hafer, Kartoffeln, Hülsenfrüchte
Vitamin B2	1,2 mg	1,5 mg	1,6 mg	Milchprodukte, Eier, Erbsen, Grünkohl, Fleisch, Seefisch, Vollkornprodukte
Vitamin B6	1,2 mg	1,9 mg	1,9 mg	Kartoffeln, Bohnen, Vollkornprodukte, Fisch, Geflügel, Weizenkeime
Vitamin B12	3,0 µg	3,5 µg	4,0 µg	Fisch, Fleisch, Eier, Milch, Käse, Sauerkraut
Vitamin C	100 mg	110 mg	150 mg	Frisches Obst, Gemüse, Salat, Kartoffeln, Hülsenfrüchte
Niacin	13 mg	15 mg	17 mg	Fleisch, Geflügel, Sardellen, Lachs
Folsäure	0,4 mg	0,6 mg	0,6 mg	Grünes Blattgemüse, Spinat, Rosenkohl, Rote Beete, Tomaten, Gurken, Vollkornprodukte, Milchprodukte, Kartoffeln, Fleisch, Weizenkleie
Calcium	1000 mg	1000 mg	1000 mg	Milchprodukte, Grünkohl, Spinat, Fenchel, Nüsse, Vollkornprodukte, Hülsenfrüchte
Magnesium	300 mg	310 mg	390 mg	Sonnenblumenkerne, Hirse, Nüsse, Reis, Weizen, Haferflocken
Eisen	15 mg	30 mg	20 mg	Fleisch, Wurst, Eier, Vollkornprodukte, Hülsenfrüchte, Spinat, Bohnen, Erbsen, Aprikosen, schwarze Johannisbeeren
Jod	200 µg	230 µg	260 µg	Seefisch, Eier, Milch, Jodsalz

Quelle: D-A-CH: Referenzwerte für die Nährstoffzufuhr, 2008

Das Ungeborene in Ihrem Bauch holt sich von Ihnen, was es zum gesunden Wachstum benötigt.

Ab dem ersten Tag der Schwangerschaft, ist Ihr Kind abhängig von dem, was Sie essen und trinken!

Wenn Sie sich *regelmäßig* und *bedarfsgerecht* mit gesunder, *vollwertiger* Kost ernähren, wird Ihr Kind optimal mit allen Nährstoffen versorgt, die es zum normalen Wachstum benötigt. Außerdem tragen Sie auf diesem Wege entscheidend zu einer normalen Blutzuckereinstellung bei.

Regelmäßig bedeutet, dass Sie fünf bis sechs kleine Mahlzeiten mit einer gleichmäßigen Verteilung der kohlenhydrathaltigen Lebensmittel zu sich nehmen. Dadurch wird gewährleistet, dass Sie und Ihr Kind zu keinem Zeitpunkt unterversorgt sind. Außerdem wird verhindert, dass Ihr Organismus beginnt, Ihre „Fettreserven" zur Energiegewinnung heranzuziehen, was während der Schwangerschaft nicht ratsam ist!

Bedarfsgerecht bedeutet, dass Sie sich nicht „überernähren", sondern Ihrem Körper nur die Menge an Nährstoffen zuführen, die er aufgrund bestimmter Faktoren benötigt (Geschlecht, Alter, Größe, Körpergewicht, körperliche Betätigung, gesundheitlicher Zustand). Inwieweit dieser Bedarf während der Schwangerschaft erhöht ist, wird auf den folgenden Seiten ausführlich erläutert.

Vollwertige Ernährung meint eine weniger fleischbetonte Kost (viel Gemüse und Vollkornprodukte), bei der gering verarbeitete Lebensmittel bevorzugt werden. Dies heißt, dass Ihre Nahrung so vielseitig zusammengesetzt sein soll, dass alle Nährstoffe darin enthalten sind (= Mischkost). Gleichzeitig sollten Sie Ihre Nahrung schonend zubereiten. Sie sollte außerdem möglichst naturbelassen und frei von Fremd- oder Schadstoffen sein.

Lebensmittel, die industriell stark verarbeitet sind, sind generell weniger empfehlenswert! Hierzu zählen Nahrungsmittel in Pulverform, aus Auszugsmehlen, weißer polierter Reis, Gemüse- und Obstkonserven, Instantgetränke sowie industriell stark verarbeitete Fette und Öle.

Hauptbestandteile unserer Nahrung sind:

Kohlenhydrate

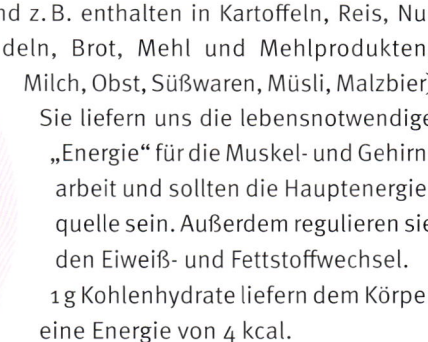

(sind z. B. enthalten in Kartoffeln, Reis, Nudeln, Brot, Mehl und Mehlprodukten, Milch, Obst, Süßwaren, Müsli, Malzbier)
Sie liefern uns die lebensnotwendige „Energie" für die Muskel- und Gehirnarbeit und sollten die Hauptenergiequelle sein. Außerdem regulieren sie den Eiweiß- und Fettstoffwechsel.
1 g Kohlenhydrate liefern dem Körper eine Energie von 4 kcal.
- Ihr Anteil an der täglichen Gesamtkalorienzufuhr sollte am höchsten sein. Er sollte *40 bis 50 %* betragen!

Fett

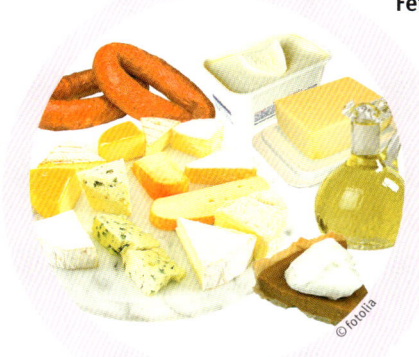

(ist z. B. enthalten in Butter, Margarine, Öl, vermehrt in fetter Wurst, fettem Käse, fetten Fleisch- und Fischsorten, Soßen, Torten, Süßigkeiten)
Es dient u. a. dem Transport und der Aufspaltung von fettlöslichen Vitaminen (Vitamin A, D, E, K). Es liefert uns die meiste Energie, d. h., es hat von allen Nährstoffen die meisten Kalorien!
1 g Fett liefert dem Körper eine Energie von 9 kcal.
- Sein Anteil an der täglichen Gesamtkalorienzufuhr sollte nicht mehr als *30 bis 35 %* betragen!

49

Eiweiß

(ist z. B. enthalten in Getreide, Milch und Milchprodukten, Eiern, vermehrt in magerer Wurst, magerem Käse, Fleisch- und Fischsorten sowie in Gemüse und Hülsenfrüchten)
Es dient den Körperzellen und Geweben zur Erneuerung, Erhaltung und zum Wachstum. Es ist „Reparatur- und Baustoff".

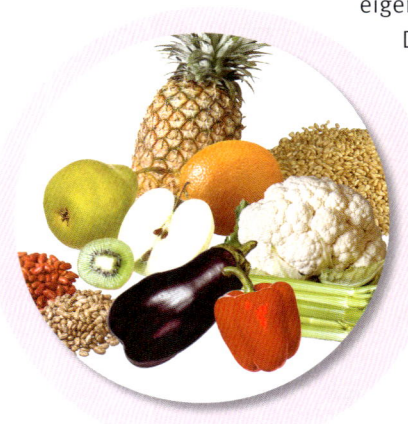

1 g Eiweiß liefert dem Körper eine Energie von 4 kcal.

• Sein Anteil an der täglichen Gesamtkalorienzufuhr ist in der Schwangerschaft erhöht und sollte dann ca. *20* % betragen! (= 0,9 bis 1,4 g/kg KG)

Die Deutsche Gesellschaft für Ernährung (DGE) empfiehlt Schwangeren ab dem 4. Schwangerschaftsmonat, eine Zulage von 10 g Eiweiß pro Tag – also ca. 58 g Eiweiß pro Tag – und Stillenden eine Zulage von 15 g Eiweiß pro Tag – also ca. 63 g Eiweiß pro Tag – zu sich zu nehmen.

Ballaststoffe (= Nahrungsfasern)

Unter diesem Sammelbegriff werden Bestandteile der pflanzlichen Nahrung zusammengefasst, die von den körpereigenen Enzymen des menschlichen Magen-Darm-Traktes nicht abgebaut werden. Es handelt sich um unverdauliche Kohlenhydrate. Ballaststoffe sind z. B. enthalten in Hülsenfrüchten, Vollkornprodukten, Obst, Gemüse.

Sie sind kein Ballast, sondern sind für unseren Körper überaus wichtig. Sie erfüllen eine Reihe wichtiger, zum Teil sehr unterschiedlicher Funktionen im Verdauungstrakt und haben Auswirkungen auf den Stoffwechsel. Mit

ihrer Hilfe kann beispielsweise eine gesunde Darmtätigkeit gefördert und das Gesamtcholesterin im Körper gesenkt werden.
• Eine Mindestaufnahme von *30 g pro Tag* ist ratsam.

Wasser

Der menschliche Körper besteht – altersabhängig – zu mehr als der Hälfte aus Wasser. Eine erwachsene Frau besteht zu 50 %, ein erwachsener Mann bis zu 60 % und ein Säugling bis zu 70 % aus Wasser.

Die Zufuhr von Wasser ist lebensnotwendig, um die Funktionen des Organismus aufrechtzuerhalten. Mineralwasser liefert einen Beitrag zur Versorgung mit Mineralstoffen und Spurenelementen. Wasser steuert die Konzentrationen von Elektrolyten (Natrium, Kalium, Kalzium, Chlorid) im Körper.

• Während der Schwangerschaft ist eine Wasseraufnahme von *2,7 Liter* (= 35 ml/kg KG) am Tag empfehlenswert.

Empfohlene Trinkmenge:

Richtig trinken während der Schwangerschaft ist genauso wichtig wie gut essen. Der Bedarf an Flüssigkeit ist in dieser Zeit erhöht. Es lagert sich vermehrt Flüssigkeit im Gewebe ein und die Blutmenge nimmt um etwa einen Liter zu. Dies ist wichtig, um die Plazenta und Gebärmutter ausreichend mit Nährstoffen und Sauerstoff zu versorgen. Daneben kommt es bei einigen Frauen zu einem erhöhten Flüssigkeitsverlust, weil sie während der Schwangerschaft vermehrt schwitzen. Auch dies muss durch vermehrtes Trinken ausgeglichen werden. Auch bei Schwangerschaftserbrechen, wozu es meist zu Beginn der Schwangerschaft kommen kann, besteht ein erhöhter Flüssigkeitsbedarf.

51

In der Schwangerschaft sollten Sie zwei bis drei Liter Flüssigkeit am Tag zu sich nehmen. Hierbei sollten Sie ausschließlich kalorienfreie Getränke bevorzugen. Am besten geeignet sind Trinkwasser oder reich mineralisierte Mineralwässer, ungesüßte Tees sowie als Zwischenmahlzeit Milch, Buttermilch oder Fruchtmilch.

Bei der Auswahl an Mineralwasser sollten Sie einige Dinge beachten.
Ein gutes Mineralwasser für die Zeit der Schwangerschaft sollte

- nicht den Zusatz „enteisent" tragen, da Sie während der Schwangerschaft eher mehr Eisen benötigen,
- reich an Calcium sein (mindestens 150 mg/Liter),
- reich an Magnesium sein (mindestens 50 mg/Liter), insbesondere wenn Sie an Wadenkrämpfen leiden,
- wenig Natrium enthalten (weniger als 200 mg/Liter), da natriumreiches Wasser vermehrt Flüssigkeit in das Gewebe einbindet, was vermehrt Ödeme (Wassereinlagerungen) fördert,
- wenig Chlorid (unter 200 mg/Liter) und Natrium enthalten, wenn Sie einen Bluthochdruck haben,
- wenig Nitrat (unter 25 mg/Liter), wenig Nitrit (unter 0,05 mg/Liter) und wenig Mangan (unter 1 mg/Liter) enhalten,
- keine oder wenig Kohlensäure enthalten, wenn Sie einen empfindlichen Magen haben oder leicht Sodbrennen oder Blähungen bekommen.

Erlaubt sind in Maßen auch Mischungen aus Wasser und Frucht- oder Gemüsesäften im Verhältnis von mindestens 3:1 (Wasser/Saftanteil). Achten Sie bei der Auswahl des Fruchtsaftes auf einen möglichst geringen Säuregehalt, da vermehrt Säure leicht zu Sodbrennen führen kann.
Bei manchen Schwangeren kann der Verzehr von Saft-Schorlen – aufgrund des hohen Zuckergehaltes der Säfte – zu einem übermäßigen Blutzuckeranstieg führen. Ist dies bei Ihnen der Fall, sollten Sie generell auf Fruchtsäfte verzichten!

Weitere Bestandteile unserer Nahrung sind:
Vitamine, Mineralstoffe, Spurenelemente
Sie liefern dem Körper keine Energie, d. h., sie sind kalorienfrei. Sie sind notwendig, damit alle lebenswichtigen Stoffwechselreaktionen- und Aufbausysteme reibungslos ablaufen können. Sie dienen der Erhaltung und dem Schutz sämtlicher Körperzellen.

Mit Ausnahme weniger Vitamine müssen die meisten Vitamine sowie alle Mineral- und Spurenelemente (Kalzium, Phosphor, Kalium, Natrium, Magnesium, Eisen, Jod u. a.) mit der Nahrung zugeführt werden, da der Körper sie selbst nicht herstellen kann.

Durch eine ausgewogene Ernährung kann der Bedarf fast aller Nährstoffe in der Schwangerschaft gedeckt werden. Ausnahmen bilden folgende Mikronährstoffe, die während der Schwangerschaft – unabhängig davon, ob ein Schwangerschaftsdiabetes vorliegt – gegebenenfalls zusätzlich zugeführt werden müssen, um ein gesundes Wachstum des Kindes zu gewährleisten:

Vitamin A (Retinol)
ist ein fettlösliches Vitamin, das hilfreich ist beim Aufbau und

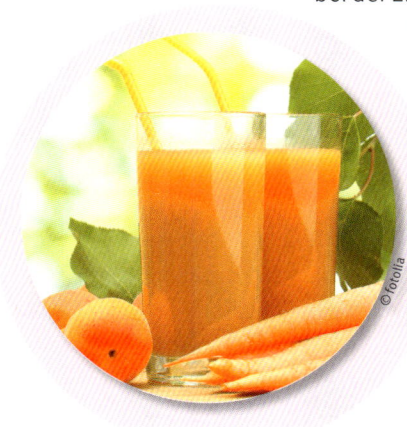

bei der Erhaltung unserer Haut und der Schleimhäute der inneren Organe. Unentbehrlich ist es für Kinder beim Aufbau von kräftigen Zähnen, Knochen und Geweben, wichtig auch für die Blutbildung und die Schilddrüsentätigkeit. Vitamin A ist wichtig für die Netzhaut unserer Augen.
Der Tagesbedarf außerhalb der Schwangerschaft wird schon gedeckt durch ein Glas Karottensaft oder 125 g Grünkohl oder drei mittelgroße Tomaten oder 50 g Brokkoli oder

©Fotolia

53

300 g Aprikosen. Die Aufnahme im Körper funktioniert umso besser, je mehr die Gemüse oder Früchte zerkleinert werden (raspeln oder pürieren). Zur besseren Verfügbarkeit sollten Lebensmittel, die Vitamin A enthalten, immer mit etwas Fett zubereitet werden (einfach ungesättigte Fettsäuren, z. B. Olivenöl).

Die wertvollen Provitamine des Vitamins A, wie Beta-Carotin, Alpha-Carotin, Cryptoxanthin, sind in der Nahrung weit verbreitet in allen grünen, gelben und orangefarbenen Früchten und Gemüsen, allen voran in Karotten, Orangen, Mangos, Pfirsischen, Aprikosen, Brokkoli, Grünkohl, Spinat. Vitamin A kommt in seiner aktiven Form in tierischer Nahrung vor (Fisch, Milch, Butter, Käse, Rahm, Eier).

Vitamin B Komplex

Die Vitamine der B-Gruppe sind wasserlösliche Vitamine und hochaktiv beteiligt am Kohlenhydrat-, Fett- und Eiweißstoffwechsel. Alle B-Vitamine sind unersetzlich für Gehirn und Nerven. Sie helfen Schmerzen lindern. Ohne sie gibt es keine geregelte Verdauung, und nur mit ihnen sind Haut und Haare, Augen, Mund, Leber und rote Blutkörperchen richtig gesund. B-Vitamine können kaum gespeichert werden und müssen über die Nahrung ständig „nachgeschoben" werden. B-Vitamine wirken als Komplex gemeinsam im Stoffwechsel und kommen meist gemeinsam in den gleichen Nahrungsmitteln vor. Fehlt ein B-Vitamin, wirken die Zellsysteme schon nicht mehr perfekt. Die reichsten Vitamin-B-Quellen sind Vollkornprodukte und mageres Fleisch.

© fotolia

Folsäure

ist ein wasserlösliches Vitamin der B-Gruppe, das für die Zell-
teilung, also das Wachstum und die Entwicklung des Fötus
unentbehrlich ist. Es vermindert das Risiko von Fehl-
entwicklungen des Rückenmarks und des Zentral-
nervensystems, die sogenannten „Neuralrohr-
defekte". Frauen mit Kinderwunsch wird bereits
vier Wochen vor Eintritt der Schwangerschaft bis
nach der 12. Schwangerschaftswoche die zusätzliche Zufuhr von 0,4 mg (400 μg) Folsäure pro Tag
empfohlen. Folsäure ist in der Nahrung enthalten
in Vollkornprodukten, Milch- und Milchprodukten, grü-
nem Gemüse, Hülsenfrüchten, Fleisch, Obst und Eiern.

Jod

In der Schwangerschaft besteht ein erhöhter Jodbedarf, da in-
folge erhöhter Durchblutung der Niere die Jodausscheidung
über den Urin ebenfalls erhöht ist. Jodmangel kann Ursache
sein für die Beeinträchtigung der Entwicklung des Kindes sowie für Störungen der Schilddrüsenfunktion und Kropf-
bildung beim Neugeborenen. Jod ist in der Nahrung
enthalten in Seefischen (Kabeljau, Rotbarsch,
Schellfisch und Scholle) und jodiertem Speisesalz (1 g entspricht ca. 15 bis 25 μg Jod) (100 g
Scholle enthalten ca. 200 bis 250 μg Jod). Empfohlen wird die tägliche Aufnahme von 0,23 mg
(230 μg) Jod pro Tag. Klären Sie mit Ihrer/Ihrem
behandelnden Ärztin/Arzt, ob eine zusätzliche Gabe von 0,1 bis 0,2 mg (100 bis 200 μg) pro Tag in Tablettenform für Sie sinnvoll ist.

Eisen

ist wichtig für den Sauerstofftransport und die Bildung der roten Blutkörperchen bei Mutter und Kind. In den letzten drei
bis sechs Schwangerschaftsmonaten ist der Bedarf an Eisen
am höchsten, weil das Kind in dieser Zeit besonders schnell

wächst. Eisen ist in der Nahrung enthalten in Vollkornprodukten, Fleisch, Gemüse und Hülsenfrüchten. Die Wirkung von Eisen wird verbessert durch die gleichzeitige Aufnahme von Vitamin C, z. B. durch Obst und Gemüse. Empfohlen wird, während der gesamten Schwangerschaft 30 mg Eisen pro Tag zu sich zu nehmen. Eine zusätzliche Gabe von Eisen in Tablettenform kann individuell notwendig sein. Bitte klären Sie dies mit Ihrer/Ihrem behandelnden Ärztin/Arzt ab.

Kalzium

ist wichtig für den Aufbau des kindlichen Knochensystems, für den Zahnaufbau und die Blutgerinnung. Kalzium ist in der Nahrung enthalten in Milch, Milchprodukten, getrockneten Sojabohnen, Grünkohl und kalziumhaltigen Mineralwässern. Bei Mischkost mit diesen Nahrungsmitteln ist der Kalziumbedarf in der Schwangerschaft in der Regel gedeckt. Frauen, die keine Milchprodukte zu sich nehmen, sollten mit der/dem behandelnden Frauenärztin/-arzt die Einnahme von Kalziumpräparaten besprechen. Schwangeren Frauen wird die Aufnahme von 1 000 mg Kalzium pro Tag empfohlen. Für Schwangere unter 19 Jahren ist die Aufnahme von 1 200 mg pro Tag ratsam.

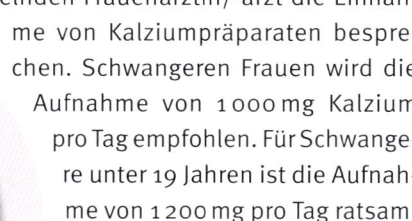

Auf folgende Nahrungs- und Genussmittel sollten Schwangere grundsätzlich verzichten:

- *Rohmilch und Weichkäse aus Rohmilch* (können Krankheitserreger enthalten wie Listerien = Bakterien; sie könnten auf das Kind übertragen werden). Beispiele: Emmentaler, Camembert, Roquefort, Brie, Mozzarella, Feta, Schafskäse Für Rohmilchkäse besteht eine Kennzeichnungspflicht, die Sie beachten sollten!
- *Rohes Fleisch und Rohwurst* (können den Toxoplasmoseerreger enthalten, der auf das Kind übertragen werden könnte). Beispiele: Carpaccio, frische Mettwurst, frisches Mett, Tatar, Salami
- *Nicht durchgegartes Fleisch oder Huhn* (kann Krankheitserreger wie Trichinen enthalten)
- *Unverarbeitete Fischereiprodukte* (können Listerien u. a. Kankheitserreger enthalten). Beispiele: Sushi, Austern
- *Ungewaschenes Obst und Gemüse* (kann Krankheitserreger enthalten, z. B. durch kontaminierte Erde)
- *Rohe Sprossen*
- *Koffeinhaltige Getränke* in größeren Mengen
- *Alkohol:* Alkoholkonsum der Mutter während der Schwangerschaft ist eine der häufigsten Ursachen für angeborene Fehlbildungen, für Entwicklungs- und Wachstumsstörungen sowie für Verhaltensauffälligkeiten und Intelligenzminderung beim Kind.

  Es existiert kein Grenzwert für den Alkoholkonsum, unterhalb dessen eine Schädigung des Kindes sicher ausgeschlossen werden kann. Auch lässt sich kein Zeitpunkt der Schwangerschaft festlegen, an dem der Konsum von Alkohol mehr oder weniger „gefährlich" für das Ungeborene wäre. Selbst gelegentliches Trinken während der Schwangerschaft kann also – je nach Entwicklungsphase des Kindes – spezifische Organschäden verursachen.

  Folglich sollten Sie möglichst während der gesamten Schwangerschaft auf Alkohol sowie alkoholhaltige „Stärkungsmittel" und Medikamente verzichten.

● *Zigaretten:* Zigarettenrauch enthält 3 500 bis 4 000 verschiedene Substanzen (z. B. Teer, Nikotin, Arsen, Benzol, Cadmium, Blausäure, Blei, Kohlenmonoxid).

Etwa 20 Minuten nach dem Genuss einer Zigarette hat das Kind im Mutterleib dieselbe Nikotinkonzentration im Blut wie die Mutter und sein Herzschlag wird schneller. Häufiges Rauchen der Mutter führt zu einer schlechten Durchblutung der Plazenta (= Mutterkuchen) und somit zu einer mangelnden Sauerstoffversorgung des Kindes.

Dosisabhängig kann das Rauchen der Mutter Folgen für das Kind haben:
· Beeinträchtigung der Entwicklung des Gehirns,
· Untergewicht bei Geburt,
· Häufung von Allergien und Infektionen,
· Häufung von Fehlbildungen und Frühgeburten,
· Wachstumsstörungen,
· Übererregbarkeit und Hyperaktivität,
· Verminderung der roten Blutkörperchen,
· erhöhtes Risiko des plötzlichen Kindstodes um 25 bis 50 %,
· erhöhtes Risiko, im Jugendalter an Asthma zu erkranken,
· erhöhtes Leukämie- und Lymphomrisiko,
· erhöhtes Risiko einer vorzeitigen Plazentaablösung um 20 bis 30 %,

Vermeiden Sie ebenfalls das „Passiv-Rauchen" in Ihrer Umgebung. Bereits das „passive Rauchen" (Einatmen von Zigarettenrauch aus der Umgebung) kann zu einer Unterentwicklung des Kindes im Mutterleib führen und birgt ein erhöhtes Risiko für Fehl- und Totgeburten sowie für ein frühzeitiges Ablösen der Plazenta.

10.5.2 Empfehlenswerte Verzehrsmengen für Schwangere

Produkt	Grund-menge/ Tag*	Zulage für Schwange-re/Tag	Beispiel für Maßeinheiten
Energie	2 100 kcal	255 kcal	
Getränke	1,5 l	250 ml	1 Flasche Wasser: 0,75 l
Brot, Getreide-flocken	260 g	50 g	1 Scheibe Brot/1 Brötchen: 40 – 50 g 1 EL Getreide: 10 g
Kartoffeln, Reis, Nudeln	180 g	50 g	1 kleine Kartoffel: 40 – 50 g 1 EL Reis, Nudeln (gekocht): 20 g
Gemüse, Salat	250 g	50 g	1 EL Gemüse: 30 g
Obst	250 g	50 g	1 Apfel: 100 – 200 g
Milch, Milch-produkte**	425 ml	50 g	1 Tasse Milch: 150 ml 1 Scheibe Schnittkäse: 30 g
Fleisch, Wurst	60 g	100 g bzw. 1 Portion/ Woche	1 kleines Schnitzel: 100 g 1 Frikadelle: 100 g 1 Scheibe Wurst: 20 – 30 g
magerer Seefisch, fetter Seefisch	1 × / Woche	100 g bzw. 1 Portion/ Woche	1 Portion: etwa 200 g 1 Portion: etwa 100 g
Eier	2 – 3 / Woche	kein Mehr-bedarf	
Margarine, Öl, Butter	35 g	5 g	1 gestrichener EL Butter/ Margarine: 12 g 1 EL Öl: 12 g
Kuchen, Süßigkeiten	1 Portion	kein Mehr-bedarf	1 Portion: 1 kleines Stück Obstkuchen oder 4 Voll-kornkekse oder 2 Riegel Schokolade oder 2 Kugeln Eiscreme

* nicht schwangere, nicht stillende Frauen über 25 Jahre   ** 100 ml Milch entsprechen im Calciumgehalt circa 15 g Schnittkäse oder 30 g Weichkäse (beispielsweise Camembert, Brie)

Quelle: aid infodienst, Verbraucherschutz, Ernährung, Landwirtschaft

Verteilen Sie Ihre vollwertigen Lebensmittel auf 5 bis 6 kleinere Mahlzeiten pro Tag. Essen Sie alle zwei bis drei Stunden bedarfsgerecht eine kleine Kost. So vermeiden Sie eine Unterversorgung Ihres Kindes und begrenzen Ihre Blutzuckeranstiege!

Mit einer Ernährungsumstellung ist der Blutzucker bei etwa 80 % aller Frauen mit Schwangerschaftsdiabetes gut einstellbar. Bei etwa 20 % ist zusätzlich eine Insulinbehandlung erforderlich.

10.5.3 Kohlenhydrate: „Kraftstoff" für unseren Körper

Den größten Anteil an der täglichen Kalorienzufuhr sollten die Kohlenhydrate haben!

Kohlenhydrate (= Zuckerstoffe) sind unsere Hauptenergiequelle und liefern den „Kraftstoff" für unsere Körperaktivitäten.

Man unterscheidet verschiedene Arten von Kohlenhydraten in der Nahrung:

- Verdaubare Kohlenhydrate:
  1. kurzkettige Kohlenhydrate (1 – 2 Zuckerbausteine),
  2. langkettige Kohlenhydrate (bis zu 5 000 Zuckerbausteine).
- Unverdaubare Kohlenhydrate:
  = Ballaststoffe (= Nahrungsfasern).

© fotolia

Die verdaubaren Kohlenhydrate unterscheiden sich dadurch, dass sie bei der Verdauung im Dünndarm unterschiedlich schnell aufgespalten werden und somit auch unterschiedlich schnell ins Blut aufgenommen werden. Ballaststoffe bewirken im Dünndarm, dass die verdaubaren Kohlenhydrate langsamer und gleichmäßiger aufgenommen werden.

Kohlenhydratgruppe	Name	Vorkommen in
Einfachzucker ☐ *(ein Zuckerbaustein)*	Traubenzucker (Glukose, Dextrose)	Obst, z. B. Weintrauben, Honig, Baustein aller anderen Kohlenhydrate
	Fruchtzucker (Fruktose)	alle süßen Früchte, Honig, Baustein des Rüben- und Rohrzuckers
	Schleimzucker (Galaktose)	Buttermilch, Joghurt, Kefir Baustein des Milchzuckers
Zweifachzucker ☐–☐ *(zwei Zuckerbausteine miteinander verbunden)*	Rüben- oder Rohrzucker (Saccharose)	Haushaltszucker, Milch, Süßigkeiten, Früchte, Schokolade
	Milchzucker (Laktose)	Milch, Buttermilch, Joghurt, Kefir
	Malzzucker (Maltose)	keimende Gerste, Bier, Malzextrakt, Abbauprodukt der Stärke in Kartoffeln, Getreide, Mehl
Mehrfachzucker ☐–☐–☐–☐ *(mehrere Zuckerbausteine miteinander verbunden)*	Dextrine Maltodextrin	Abbauprodukt der Stärke
Verdauliche Vielfachzucker ☐–☐–☐–☐–☐ *(mehrere tausend Zuckerbausteine miteinander verbunden)*	Stärke	wichtigster Speicherstoff der pflanzlichen Zellen, Knollengewächse, z. B. Kartoffeln, Getreidekörner
Unverdauliche Vielfachzucker **= Ballaststoffe**	Cellulose	Pflanzliche Nahrungsmittel: Vollkornerzeugnisse, Obst
	Hemicellulose	Teil der Ballaststoffe von Weizen und Roggen
	Pektin	Schalen von Äpfeln, Beeren, Fruchtgelee

Verschiedene Arten von Kohlenhydraten erhöhen den Blutzucker unterschiedlich, sind also unterschiedlich blutzuckerwirksam.

Ein Maß für die Blutzuckerwirksamkeit von kohlenhydrathaltigen Nahrungsmitteln ist der *glykämische Index (= GI).* Er wird in Prozent ausgedrückt und bietet Ihnen einen Anhaltspunkt für die Entwicklung Ihres Blutzuckerspiegels.

Bei einem hohen GI gehen die Kohlenhydrate sehr rasch ins Blut über (Traubenzucker = GI 100 %). Ein niedriger GI bedeutet einen langsamen Anstieg des Blutzuckers (Frischkornmüsli = GI unter 30 %).

© Schuppelius

© fotolia

Bei Anwendung des glykämischen Index müssen jedoch verschiedene Faktoren beachtet werden, die auf die Blutzuckerwirksamkeit Einfluss nehmen:

- Aufbau der Nahrungskohlenhydrate
  (z. B. Stärke oder Milchzucker),
- Ballaststoffgehalt
  (z. B. Weißbrot oder Vollkornbrot),
- Verarbeitungsgrad
  (z. B. Saft oder rohes Obst),
- Kombination der Kohlenhydrate mit anderen Nährstoffen, wie Fett und Eiweiß (z. B. Brot mit Wurst oder Käse),
- Reifegrad
  (z. B. bei Obst),
- Geschwindigkeit der Magenentleerung
  (z. B. flüssige oder „feste" Kohlenhydrate),
- Essgeschwindigkeit,
  Zerkleinerungsgrad durch das Kauen,
- Zeitpunkt der Kohlenhydrataufnahme.

Der unterschiedliche Einfluss der verschiedenen kohlenhy-dratreichen Lebensmittel auf die Blutzuckerkonzentration lässt sich nach dem derzeitigen Kenntnisstand nur unzurei-chend erklären. Wichtig ist jedoch nach wie vor, dass die Koh-lenhydrate – trotz ihrer unterschiedlichen Effekte – über den Tag verteilt aufgenommen werden sollten, um eine möglichst gleichmäßige Versorgung mit Glukose zu erreichen.

Beispiele für den glykämischen Index

GI (Glykämischer Index)	Beispiele
110 – 90 %	Malzzucker, Instant-Kartoffelpüree, Honig, gekochter weißer Reis, Corn-flakes, Cola
90 – 70 %	Weißbrot, Graubrot, Knäckebrot, Kräcker, Biskuit, Plätzchen, Bier
70 – 50 %	Haferflocken, Bananen, Salzkartof-feln, Haushaltszucker, Vollkornbrot, ungesüßte Obstsäfte
50 – 30 %	Milch, Joghurt, Obst, Spaghetti, Eis-creme
‹ 30 %	Linsen, Bohnen, Gemüse, Frischkorn-müsli

Quelle: Schmeisl: Schulungsbuch für Diabetiker, Urban & Fischer-Verlag München, 2005

Generell werden Lebensmittel mit einem möglichst niedrigen GI empfohlen. Denn je flacher die Kurve des Blutzuckeran-stiegs, umso geringer ist die Insulinausschüttung.

Man unterscheidet:

Langsam verdauliche Kohlenhydrate
(niedriger glykämischer Index)
Sie gehen langsam ins Blut und lassen den Blutzucker langsam und gering ansteigen.
Sie sind von Vorteil!
Hierzu zählen z. B. Vollkornprodukte, Müsli (ungesüßt), Kartoffeln, Naturreis, Hülsenfrüchte.

Schnell verdauliche Kohlenhydrate
(hoher glykämischer Index)
Sie gehen schnell ins Blut und lassen den Blutzucker schneller und höher ansteigen als langsam verdauliche Kohlenhydrate.
Sie sind eher von Nachteil!
Hierzu zählen z. B. Honig, Haushaltszucker, Produkte aus Weißmehl, Fruchtsäfte, Cola, Limo.
Auch der Fruchtzucker aus Obst ist ein schnell verdaulicher Zuckerstoff. Obst ist jedoch – verteilt über den Tag und in kleineren Mengen – für Sie von Vorteil!

Milch und Milchprodukte enthalten Milchzucker, der relativ schnell verdaulich ist und Ihren Blutzucker leicht ansteigen lässt. Ausnahmen bilden Quark und Käse. Sie enthalten vor allem Eiweiß (Kasein) und Fett; der Milchzucker wird bei der Herstellung mit der Molke entfernt. In vernünftigen Mengen sind Milch- und Milchprodukte für Sie von Vorteil!
Beispiel: Zwei bis drei Milchprodukte über den Tag verteilt = zum Frühstück eine Quarkspeise, als Zwischenkost am Vormittag 1 kleiner Joghurt (125 g), als Zwischenkost am Nachmittag 1 Glas Milch, Kefir oder Buttermilch (200 ml).

10.5.4 Übersicht empfehlenswerter und weniger empfehlenswerter Lebensmittel

empfehlenswert	weniger empfehlenswert
Gewürze: *frische Küchenkräuter, Zwiebeln, Zitrone, Gewürze vielfältiger Art*	*fertige Gewürzmischungen, fertige Salatdressings*
Gemüse: *frisches Gemüse aller Art, Tiefkühl-Gemüse*	*Gemüse in Konserven*
Obst: *frisches Obst aller Art, in kleineren Mengen über den Tag verteilt, Tiefkühl-Obst*	*Obst in Konserven, getrocknetes Obst*
Getreideprodukte – ballaststoffreich: *alle Produkte aus Vollkornmehl (= Mehl aus dem vollen Korn gemahlen = Mehl mit hoher Typenzahl, z. B. Typ 1050), Vollkornbrot, Knäckebrot, Vollkornnudeln, Naturreis, Müsli (ungesüßt)*	**ballaststoffarm:** *alle Produkte aus Weißmehl (= Auszugsmehl = Mehl mit niedriger Typenzahl, z. B. Typ 405), Weißbrot, Toastbrot, Zwieback, helle Nudeln, weißer (polierter) Reis, Stärkemehl*
Kartoffeln – fettarm zubereitet: *Pellkartoffeln, Salzkartoffeln, Kartoffelpüree und selbstgemachte Kartoffelklöße werden aufgrund der mechanischen Zerkleinerung rascher resorbiert*	**fettreich zubereitet:** *Bratkartoffeln, Pommes frites (auch „Backofen-Fritten"), Kartoffelpuffer, Kartoffelkroketten, Kartoffelklöße aus Kartoffelpulver angerührt*

empfehlenswert	weniger empfehlenswert
Milchprodukte – **fettarm:** Milch, Buttermilch, Dickmilch, Kefir, Joghurt,	**fettreich:**
Magerquark, Speisequark 20 %	Speisequark 40 %
Käse bis 30 % Fett i.Tr. (= in Trockenmasse)	Käse über 30 % Fett i.Tr. Käsesorten mit Rotschimmel
saure Sahne 10 %	saure Sahne über 10 % süße Sahne, Crème fraîche, Rahm-Rohmilch und Rohmilch- produkte
Wurst- und Fleischwaren – **fettarme Sorten:** alle Bratensorten, Kochschin- ken, Wurst in Aspik ‹ 10 % Fett, Corned beef, Geflügel- und Pu- tenwurst, Schinken ohne Fett- rand	**fettreiche Sorten:** Fleischwurst, Salami, Teewurst, Leber- und Blutwurst, Schinken mit Fettrand rohe Wurstwaren, Innereien
mageres Fleisch ohne sicht- bares Fett	fettes Fleisch mit sichtbarem Fett, rohe Fleischwaren (Mett, Tatar)
Geflügel ohne Haut	Geflügel mit Haut
Fisch: frischer Fisch, Tiefkühlfisch (nicht zubereitet), Konserven im eigenen Saft, auch fettreiche Fischsorten wie Lachs, Hering und Thunfisch sind vorteilhaft	Aal, Räucherfisch, Konserven in zubereitetem Saft oder Öl, panierter, frittierter Fisch

empfehlenswert	weniger empfehlenswert
Fette und Öle:	
sparsam verwenden!	*Öle mit hohem Anteil an gesät-*
Sonnenblumenöl, Maiskeimöl,	*tigten und mehrfach ungesät-*
Olivenöl, Weizenkeimöl, Raps-	*tigten Fettsäuren*
öl, Leinöl, Nussöl,	
Öle mit hohem Anteil an ein-	
fach ungesättigten Fettsäuren	
Margarinen, die frei von	*Schweineschmalz, Butter, dick*
gehärteten Fetten sind, mit	*gestrichen, Margarine mit ge-*
reduziertem Fettgehalt	*härteten oder zum Teil gehär-*
	teten Fetten und hohem Fett-
Butter, dünn gestrichen	*anteil, Palmkernfett, Kokosfett,*
	Erdnussfett
Süßwaren:	
Marmelade (in kleinen Men-	*Nuss-Nougat-Creme, Trauben-*
gen), evtl. mit Fruchtzucker	*zucker (z. B. in Kakaopulver),*
gesüßt	*Honig, Zuckerrübensirup,*
	Dicksaft
selbstgebackener, fettarmer	*fettreiche Torten, Blätterteig,*
Kuchen mit deutlich redu-	*Schokolade, Bonbons, Marzi-*
ziertem Zuckeranteil (evtl.	*pan*
anteilmäßig Fruchtzucker)	
Getränke:	
zuckerfrei, kalorienfrei	*zuckerhaltig, kalorienreich*
(Mineralwasser, Tee)	*(Limonade, Cola, Malzbier,*
	Fruchtsäfte unverdünnt),
	alkoholhaltige Getränke

Spezielle Diabetikerprodukte – auch Diätprodukte – sind für Ihre gesunde Ernährung nicht erforderlich!

Zum Süßen von Speisen und Getränken stehen verschiedene Süßungsmittel zur Verfügung:
Zucker, Sirupe, Honig, Malz, Zuckeraustauschstoffe und Süßstoffe.

Außer den Süßstoffen sind alle genannten Süßungsmittel blutzuckererhöhend, liefern dem Körper zusätzliche Energie (1 g Zucker = 4 kcal) und fördern Karies, weil die Mundbakterien den Zucker in zahnschädigende Säuren umwandeln.

In geringen Mengen können Sie zum Süßen von Speisen und Getränken gelegentlich Zucker oder andere Zuckerstoffe verwenden. Bedenken Sie jedoch, dass sich jede Zuckermenge, die Sie zusätzlich zu den aufgenommenen guten Kohlenhydraten zuführen, zusätzlich blutzuckererhöhend auswirkt und zur Gewichtszunahme beiträgt.

Alternativ können Sie in geringen Mengen Süßstoffe einsetzen. Süßstoffe sind synthetisch hergestellt und gehören zu den Lebensmittelzusatzstoffen. Mehrere verschiedene Studien zeigen, dass Süßstoffe keine schädigende Wirkung auf das ungeborene Kind haben. Süßstoffe können daher während der Schwangerschaft eingesetzt werden, sofern die festgelegten Höchstmengen je Süßstoff (ADI-Werte=Acceptable Daily Intake) nicht überschritten werden.

Süßstoffe sind, im Gegensatz zu Zucker- und Zuckeraustauschstoffen, nicht blutzuckerwirksam. Sie liefern keine Energie und wirken nicht zahnschädigend. Sie süßen sehr intensiv, im Vergleich zu Zucker ist ihre süßende Wirkung 30- bis 13 000-mal höher.

Süßstoffart	E-Num-mer	ADI-Wert (mg/kg KG)	Süßkraftfaktor im Vergleich zu Zucker
Acesulfam K	E 950	9 – 15	130 – 200
Aspartam	E 951	40	200
Cyclamat	E 952	7 – 11	30 – 50
Neohesperidin DC	E 959	5	400 – 600
Neotam	E 961	0 – 2	7000 – 13000
Saccharin	E 954	5	300 – 500
Stevia	E 960	4	200 – 300
Sucralose	E 955	15	600
Thaumatin	E 957	unbegrenzt	2000 – 3000

Quelle: Deutscher Süßstoff Verband e. V. 2012

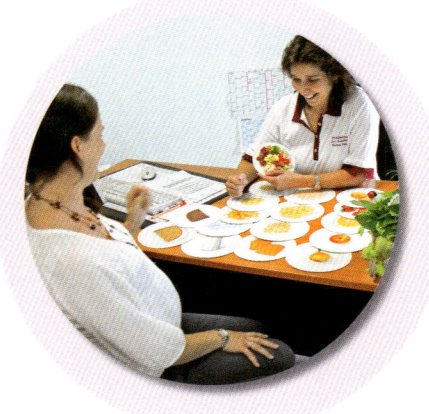

10.5.5 Beispiele für eine ausgewogene, empfehlenswerte Lebensmittelauswahl an einem Schwangerschaftstag

Sollte der Blutzucker nach dem Essen über die Zielwerte ansteigen, müssen die Kohlenhydratmengen verteilt oder ausgetauscht werden. Der Mittagsnachtisch kann im Fall eines übermäßigen Blutzuckeranstieges entfallen.

69

	Tag 1	*Tag 2*
Frühstück	• *1 – 2 Scheiben Vollkornbrot (50 – 100 g)* • *dünn gestrichene fettreduzierte Butter oder Margarine oder fettreduzierter Frischkäse* • *1 Scheibe fettreduzierte Wurst/Braten* • *1 Scheibe fettarmer Schnittkäse* • *1 – 2 Tassen koffeinfreier Kaffee oder Tee, ungesüßt*	• *1 Portion Basismüsli ungesüßt (50 g)* • *½ Portion Obst oder ¼ Banane* • *1 Becher Naturjoghurt 150 g oder 1 Glas Milch* • *Evtl. 1 – 2 Tropfen Süßstoff* • *1 Glas Saft-Schorle (3 Teile Wasser : 1 Teil Saft)*
1. Zwischenmahlzeit	• *1 Portion Obst oder ½ – 1 Scheibe Vollkornbrot mit fettreduziertem Belag*	• *1 Glas Milch oder Buttermilch oder 1 Joghurt 150 g*
Mittagessen	• *Vorspeise: klare Suppe oder gemischter Salat* • *Hauptspeise: 3 – 4 kleine Kartoffeln (240 – 320 g) oder 1 Kelle gekochter Natur-Reis (250 g) oder gekochte Vollkorn-Teigwaren (250 g), 100 g durchgegartes mageres Fleisch oder Geflügel (natur), Gemüse (natur) in beliebiger Menge* • *Nachtisch: fettreduzierter Quark (100 g) oder Joghurt (100 g), evtl. mit 1 – 2 Tropf. Süßstoff*	• *Vorspeise: Rohkost (Paprikastreifen, Möhren, Kohlrabi o. a. Gemüse)* • *Hauptspeise: 3 – 4 kleine Kartoffeln (240 – 320 g) oder 3 – 4 EL selbstgemachtes Püree oder 1 Kelle gekochter Natur-Reis (250 g) oder gekochte Vollkorn-Teigwaren (250 g), 100 g durchgegartes mageres Fleisch oder Fisch (natur), Gemüse (natur) oder Salat in beliebiger Menge* • *Nachtisch: Pudding oder Joghurt (100 g), evtl. mit 1 – 2 Tropf. Süßstoff*

	Tag 1	**Tag 2**
2. Zwischen-mahlzeit	• *1 Portion Obst*	• *1 kleines Teilchen oder 1 kleines fettarmes Stück Kuchen oder 1 Glas Milch oder Naturjoghurt (100 g)*
Abend-essen	• *1 – 2 Scheiben Vollkornbrot (50 - 100 g)* • *dünn gestrichene fettreduzierte Butter oder Margarine oder fettreduzierter Frischkäse* • *1 Scheibe fettreduzierte Wurst/Braten* • *1 Scheibe fettarmer Schnittkäse* • *1 – 2 Tassen koffeinfreier Kaffee oder Tee, ungesüßt*	• *1 – 2 Teller Suppe mit viel Gemüse* • *1 – 2 Scheiben Vollkornbrot* • *oder Reste vom Mittagessen, fettarm zubereitet*
Spätmahlzeit	• *Rohkost oder 1 Glas Milch*	• *1 Portion Obst oder magere Käsewürfel*

Eine „Portion" meint ein Handmaß, also das, was mengenmäßig in Ihre hohle Hand passt.

Die Hauptmahlzeiten sollten mit 1 – 2 Esslöffeln Öl (z. B. Rapsöl oder Olivenöl) zubereitet werden. Salate sollten mit maximal 1 Teelöffel Öl angemacht werden. Streichfette sollten nur in kleinen Mengen zugeführt werden.

Gemüse wie Kohlrabi, Brokkoli, Paprika, Gurken, Radieschen, Tomaten, Rohkost kann über den Tag verteilt in beliebigen Mengen zusätzlich gegessen werden.

Trinken Sie über den Tage verteilt 2 – 3 Liter ungesüßte Tees, Mineralwasser. In Maßen können 1- bis 2-mal täglich Saft-Schorlen mit hohem Wasseranteil getrunken werden.

1 Süßigkeit (z. B. eine Rippe Schokolade einer 100-g-Tafel) pro Tag ist unproblematisch und sollte genossen werden.

Grundsätzlich sollten Sie Folgendes berücksichtigen, um eine ausgewogene Ernährung während der Zeit der Schwangerschaft sicherzustellen:

Reichlich	Getränke	• *Zu jeder Mahlzeit 1 – 2 Gläser/Tassen kalorienfreie, ungesüßte Getränke*
	Gemüse und Obst	• *Pro Tag 5 Portionen, verteilt*
Mäßig	Milch und Milchprodukte	• *Pro Tag 3 Portionen, fettarm, verteilt*
	Fleisch und Fisch	• *Pro Woche 3 – 4 Portionen mageres durchgegartes Fleisch, natur* • *Pro Woche 2 Portionen Fisch, natur, davon 1 × fettreicher Fisch, natur*
Sparsam	Öle und Fette	• *Bevorzugt gute Pflanzenöle für die Zubereitung (2 Esslöffel pro Tag)* • *Pro Tag 1 – 2 Esslöffel „feste" Fette (z. B. Streichfett)*
	Süßigkeiten und Snacks	• *Nur gelegentlich, maximal 1 × täglich eine kleine Portion*

Quelle: aid Infodienst Ernährung, Landwirtschaft, Verbraucherschutz e. V., 3389/2011

10.6 Insulintherapie

Sollten sich Ihre Blutzuckerwerte durch Ernährungsumstellung und körperliche Aktivität innerhalb von zwei Wochen nicht normalisieren, ist eine Insulintherapie dann erforderlich, wenn mehrere Zielwerte innerhalb einer Woche überschritten wurden. Liegen die Werte im Grenzbereich, sollte der Bauchumfang des Kindes mittels Ultraschall bestimmt und in die Entscheidung für eine Insulintherapie einbezogen werden.

Insulin ist ein Hormon, das aus vielen Eiweißbausteinen zusammengesetzt ist. Dem Insulin, das mittels Injektion dem Körper von außen zugeführt wird, sind lediglich Konservierungs- und Desinfektionsstoffe zugesetzt.

Nicht alle industriell hergestellten Insulinarten sind während der Schwangerschaft indiziert. Ihr Diabetesteam wird Sie hierzu ausführlich beraten. Insulin kann aufgrund seiner Molekülgröße nicht über den Mutterkuchen in den kindlichen Kreislauf gelangen.

Sollte bei Ihnen eine Insulintherapie erforderlich werden, ist diesbezüglich eine gesonderte Schulung durch Ihr Diabetesteam erforderlich. In der Schulung erhalten Sie alle Informationen, die Sie für eine erfolgreiche Insulintherapie benötigen. Im Kapitel E des vorliegenden Buches können Sie nachlesen, welche Besonderheiten im Umgang mit Insulin zu berücksichtigen sind.

10.7 Tablettentherapie bei Schwangerschaftsdiabetes

Tabletten zur Behandlung des Diabetes mellitus (= orale Antidiabetika) können in unterschiedlichem Maße über den Mutterkuchen auf das Kind übergehen und wirken sich auch auf die Mutter aus.

Da die Frage nach den genauen Auswirkungen der vielen verschiedenen Präparate noch nicht endgültig geklärt ist, sind derzeit sämtliche orale Antidiabetika in der Schwangerschaft und Stillzeit kontraindiziert.

11.0 Gewicht und Gewichtszunahme während der Schwangerschaft

Eine zu *hohe Gewichtszunahme* während der Schwangerschaft stellt einen zusätzlichen Risikofaktor für die gesunde Entwicklung ihres Kindes dar. Sie führt außerdem dazu, dass Ihr Insulin an den Körperzellen nicht mehr gut wirken kann und dadurch der Zucker nicht mehr optimal verwertet werden kann. Zusätzlich kommt es gehäuft zu Geburtskomplikationen und zur Entstehung von Bluthochdruck.

Aber auch eine zu *geringe Gewichtszunahme* birgt Risiken für die gesunde Entwicklung Ihres Kindes. Durch eine zu geringe Energiezufuhr über die Nahrung besteht die Gefahr der Unterversorgung Ihres Kindes.

Empfehlenswerte Gewichtszunahme in Abhängigkeit des BMI vor der Schwangerschaft

Ausgangswert: BMI vor der Schwangerschaft (kg/m² nach WHO)	Wünschenswerte Gewichtszunahme während der gesamten Schwangerschaft	Gewichtszunahme pro Woche im 2. und 3. Trimenon
18,5	12,5 – 18 kg	0,5 – 0,6 kg
18,5 – 24,9	11,5 – 16 kg	0,4 – 0,5 kg
25 – 29,9	7 – 11,5 kg	0,2 – 0,3 kg
>30	5 – 9 kg	0,2 – 0,3 kg

Quelle: Leitlinie Gestationsdiabetes mellitus der Deutschen Diabetes Gesellschaft und der Deutschen Gesellschaft für Gynäkologie und Geburtshilfe 08/2011

Eine Gewichtszunahme von beispielsweise 12 kg verteilt sich etwa auf

Kind	28 Prozent	= 3360 g
Gewebswasser	19 Prozent	= 2280 g
Fett	15 Prozent	= 1800 g
Blut	13 Prozent	= 1560 g
Fruchtwasser	8 Prozent	= 960 g
Gebärmutter	8 Prozent	= 960 g
Plazenta	5 Prozent	= 600 g
Brust	4 Prozent	= 480 g

Quelle: AID DGE, Schwangerschaft und Stillzeit: Empfehlungen für die Ernährung von Mutter und Kind, Köln, 2002

12.0 Überwachung während der Schwangerschaft und nach der Geburt

Damit Sie während der Schwangerschaft optimal und lückenlos versorgt werden, kümmern sich Angehörige verschiedener Berufsgruppen um Ihr Wohlergehen und insbesondere um die Gesundheit Ihres Kindes.

Mit dem Ziel einer normalen Geburt ohne Komplikationen am Geburtstermin streben alle Beteiligten gemeinsam mit Ihnen eine bestmögliche Behandlung an.

Wichtig ist, dass dabei alle eng zusammenarbeiten und sich Informationen über den Behandlungsverlauf gegenseitig mitteilten. Zum einen wird dadurch die Qualität der Behandlung sichergestellt, zum anderen werden Doppeluntersuchungen vermieden. *Hierbei spielen auch Sie eine wichtige Rolle!*

Welche Aufgaben dabei Ihre betreuenden Fachärztinnen/-ärzte, Berater/-innen und Hebammen haben, möchte ich Ihnen nachfolgend erläutern.

12.1 Betreuung durch die/den Frauenärztin/-arzt

Ihrer/Ihrem behandelnden Frauenärztin/-arzt kommt in Ihrer Betreuung eine besondere Bedeutung zu. Neue Leitlinien des Jahres 2011 verpflichten erstmals alle Gynäkologen/-innen zu einem bundesweit einheitlichen Vorgehen in der Diagnostik des Schwangerschaftsdiabetes. Alle Schwangeren erhalten in der 24.–28. Schwangerschaftswoche einen oralen 75-g-Glukosetoleranztest unter standardisierten Bedingungen mittels qualitätsgesicherter Glukosemessung aus venösem Plasma. Liegen Risiken für die Entstehung eines GDM vor, soll eine Testung früher erfolgen.

Somit tragen die Frauenärzte/-innen die Verantwortung dafür, dass der Gestationsdiabetes erkannt wird und frühzeitig eine Behandlung stattfinden kann.

Nachdem Ihre/Ihr Frauenärztin/-arzt die Diagnose des Schwangerschaftsdiabetes gestellt hat, sollte umgehend die Vorstellung in einer Diabetes-Schwerpunkteinrichtung erfolgen, wo Sie durch das Diabetesteam eine entsprechende Schulung erhalten. Der Umfang der weiteren Überwachung bei Ihrer/Ihrem Frauenärztin/-arzt richtet sich danach, ob Sie Ihren Schwangerschaftsdiabetes mit einer Ernährungsumstellung und körperlicher Aktivität therapieren oder ob Sie Insulin spritzen.

Ultraschallbild in der 23. Schwangerschaftswoche

Schwangere mit Schwangerschaftsdiabetes ohne Insulintherapie:

Wenn keine zusätzlichen Komplikationen vorliegen, entspricht die Mutterschaftsvorsorge den üblichen Mutterschaftsrichtlinien. Hierbei führt die/der Frauenärztin/-arzt alle Untersuchungen durch, die im Mutterpass vorgesehen sind – ebenso, wie bei Schwangeren ohne Schwangerschaftsdiabetes – (Schwangere *mit* Insulintherapie müssen sich häufiger bei Ihrer/Ihrem Frauenärztin/-arzt vorstellen).

Ab der 24. Schwangerschaftswoche sollten alle vier Wochen Ultraschalluntersuchungen durchgeführt werden, um das Wachstum des Kindes zu beurteilen und Fehlbildungen auszuschließen. Vor der Entbindung sollte mittels Ultraschall das Gewicht des Kindes geschätzt werden. Sinnvoll ist außerdem die Beurteilung der Fruchtwassermenge bei der Ultraschalluntersuchung, da dies Hinweise auf den Blutzucker Ihres Kindes geben kann.

3-D-Ultraschall in der 26. Schwangerschaftswoche

Wegen des erhöhten Risikos von Schwangerschaftserkrankungen bei Müttern mit Schwangerschaftsdiabetes sollten Sie und Ihre/Ihr Frauenärztin/-arzt auf frühe Anzeichen achten (z. B. Harnwegsinfektionen, Vaginalinfektionen, Bluthochdruck).

12.2 Betreuung durch die Hebamme

Hebammen leisten einen unverzichtbaren Beitrag in der Geburtsmedizin. Ihr Aufgabenbereich ist vielseitig und verantwortungsvoll. Hebammen beraten, begleiten und bieten Hilfestellung während der Schwangerschaft, der Geburt, des Wochenbettes, der Kinderpflege und der Stillzeit.

Sie führen Vorsorgeuntersuchungen im Rahmen der Mutterschaftsrichtlinien durch, halten Kurse zur Geburtsvorbereitung ab und beraten Sie zur vorgeburtlichen Diagnostik. Auch bei der Wahl von Ort und Art der Geburt sind Hebammen beratend tätig. Sie sind sowohl geburtshilflich als auch psychologisch tätig und haben somit eine zentrale Rolle bei der umfassenden Betreuung von Mutter und Kind.

Wichtig ist, dass Ihre Hebamme darüber informiert ist, dass Sie einen Schwangerschaftsdiabetes haben und wie dieser behandelt wird.

Eine Hausgeburt ist bei Vorliegen eines Schwangerschaftsdiabetes nicht empfehlenswert! Denn auch wenn Ihr Blutzucker gut eingestellt und Ihr Kind normal entwickelt ist, können unter und nach der Geburt unvorhergesehene Komplikationen auftreten, die eine ärztliche Hilfe erfordern.

Juristisch ist festgelegt, dass bei Auftreten von Komplikationen die Erstkompetenz der freiberuflich tätigen Hebamme sofort endet und auf den Arzt übergeht.

12.3 Betreuung durch die Diabetes-Schwerpunkteinrichtung

Wichtig ist, dass Sie unmittelbar nach Diagnosestellung des Schwangerschaftsdiabetes Ihr Diabetesteam aufsuchen, damit eine Behandlung möglichst früh begonnen werden kann. *Nehmen Sie zum Erstgespräch Ihren Mutterpass sowie die Ergebnisse des Blutzucker-Belastungstests Ihrer/Ihres Frauenärztin/-arztes mit zum Diabetesarzt.*

Auch zu den folgenden Beratungsgesprächen bei Ihrem Diabetesteam sollten Sie den Mutterpass mitbringen, damit die/der Diabetesärztin/-arzt über die Untersuchungsergebnisse der/des Frauenärztin/-arztes informiert wird. Ihr Diabetesteam wird Sie ausführlich über die Ursachen und Besonderheiten des Schwangerschaftsdiabetes beraten und Ihnen die notwendigen Schritte zur guten Blutzuckereinstellung – in Ruhe und individuell angepasst – erläutern.

Sie erhalten ein Blutzucker-Messgerät und erlernen die selbständige Blutzuckerselbstmessung sowie die Dokumentation der gemessenen Werte im Blutzuckertagebuch. In regelmäßigen Abständen – mindestens alle zwei Wochen – sollten Sie sich bei Ihrem Diabetesteam vorstellen, damit Ihre Blutzucker-Tagesprofile besprochen werden können.

Bringen Sie bitte zu jedem Gesprächstermin Ihr Blutzuckertagebuch mit!

Schwangerenbetreuung – Ärzte, Hebamme, Diabeteseinrichtung

12.4 Betreuung durch die/den Kinderärztin/-arzt

Bei Neugeborenen von Müttern mit Schwangerschaftsdiabetes kann in den ersten Lebensstunden eine Unterzuckerung oder eine andere Störung auftreten. Dabei zeigen die Neugeborenen eine individuell unterschiedliche und im Verlauf schwankende Toleranzschwelle für niedrige Blutzuckerwerte. Das Neugeborene lässt nicht immer Symptome bzw. Auffälligkeiten erkennen, so dass der Blutzucker des Kindes nach einem festgelegten Schema kontrolliert werden sollte.

Die Arbeitsgemeinschaften der wissenschaftlichen, medizinischen Fachgesellschaften haben hierzu folgende Leitlinie herausgegeben:

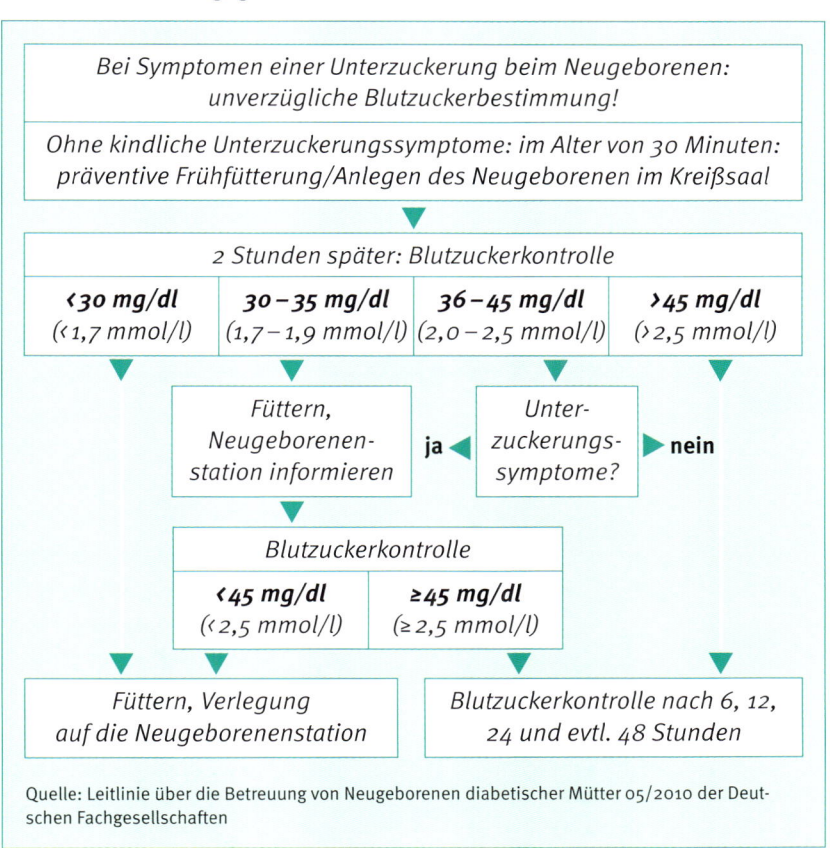

Quelle: Leitlinie über die Betreuung von Neugeborenen diabetischer Mütter 05/2010 der Deutschen Fachgesellschaften

Ist das Anlegen des Neugeborenen in den ersten 30 Lebens-
minuten nicht möglich, z. B. wegen eines operativen Eingriffs
bei der Mutter, so muss das Kind eine Maltodextrinlösung oder
hydrolisierte Formulanahrung erhalten.

Generell soll bei niedrigen Blutzuckerwerten des Neugeborenen unverzüglich eine Nahrung gegeben werden, z. B. durch
Anlegen, mittels abgepumpter Muttermilch, hydrolisierter For-
mula oder Maltodextrinlösung.

Lässt sich hierunter kein ausreichender Anstieg des kindlichen
Blutzuckers erzielen und bleiben die Werte anhaltend unter
30 mg/dl (<1,7 mmol/l), ist eine zusätzliche intravenöse Glu-
kosegabe zu empfehlen.

Liegen drei aufeinanderfolgende Blutzuckerwerte beim Kind
über 45 mg/dl (>2,5 mmol/l), kann in der Regel auf weitere Kontrollen verzichtet werden.

Kinder von Müttern mit Schwangerschaftsdiabetes haben ein
erhöhtes Risiko, bereits in der Pubertät einen Diabetes mellitus zu entwickeln.

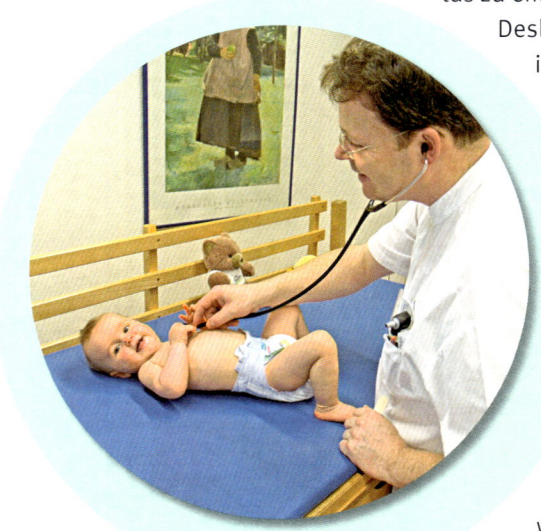

Deshalb ist es sinnvoll, dass
im Kinderuntersuchungs-
heft Ihres Neugebore-
nen der Vermerk ge-
macht wird, dass Sie
einen Schwanger-
schaftsdiabetes
haben. Dadurch
wird gewährleistet,
dass auch die/der
Kinderärztin/-arzt,
die/der Ihr Kind
nach Entlassung aus
der Klinik betreuen
wird, informiert wird.

Nun haben Sie die Aufgaben der Berufsgruppen kennengelernt, mit denen Sie in der Regel bei Vorliegen eines Gestationsdiabetes zu tun haben.

Sollte sich während der Schwangerschaft zeigen, dass bei Ihnen ein Diabetes mellitus Typ 1 oder Typ 2 besteht, so sind weiterführende Vorstellungen und Untersuchungen bei anderen Fachärztinnen/-ärzten (Augenheilkunde, Nephrologie = Fachgebiet für Nierenerkrankungen, Innere Medizin, Kardiologie = Fachgebiet für Herzerkrankungen) angezeigt.

Zur Vermeidung von Folgekomplikationen ist eine enge interdisziplinäre Betreuung von Schwangeren mit Gestationsdiabetes wünschenswert.

13.0 Die Entbindung

Alle Schwangeren mit Gestationsdiabetes, mit oder ohne Insulintherapie, sollten in einer Klinik mit besonderer Erfahrung in Sachen Diabetes entbinden.

Ist Ihr Gestationsdiabetes diätetisch, also ohne Insulintherapie eingestellt, sollten Sie sich heimatnah ausführlich über die Vorteile einer Entbindungsklinik mit angeschlossener Neonatologie (Perinatalzentrum LEVEL 1 oder 2) informieren.
Schwangere mit insulinpflichtigem Gestationsdiabetes sollten auf jeden Fall in einer solchen Klinik entbinden.
Diese Perinatalzentren werden von erfahrenen Neugeborenenärzten geleitet und verfügen über eine ständige Arztbereitschaft. Daneben wird eine Neugeborenen-Intensivstation vorgehalten, die im Notfall Ihr Kind unverzüglich aufnehmen kann, so dass eine optimale Primärversorgung des Kindes gewährleistet ist.
Sie selbst entscheiden, wo Sie Ihr Kind entbinden wollen!

Bedenken Sie bei der Wahl der Entbindungsklinik immer, dass Ihre Schwangerschaft mit Gestationsdiabetes eine Risikoschwangerschaft ist und dass es nach der Entbindung zu Auffälligkeiten beim Neugeborenen kommen kann!

Sollte es bei Ihrem Kind nach der Entbindung zu Störungen kommen und Sie befinden sich in einer Klinik ohne ständige Arztbereitschaft in der Neugeborenenmedizin, kann eine Verlegung des Kindes in eine andere Klinik notwendig werden. Sie würden dann von Ihrem Baby getrennt werden.

© fotolia

Um dies zu vermeiden, erkundigen Sie sich bitte frühzeitig, ob Ihre Entbindungsklinik den gewünschten Anforderungen entspricht. Informieren Sie die Hebammen und Ärztinnen/Ärzte in der Klinik frühzeitig (etwa um die 34. Schwangerschaftswoche) darüber, dass Sie einen Gestationsdiabetes haben und wie Sie therapiert werden. Nehmen Sie zum Vorgespräch Ihren Mutterpass und Ihr Blutzuckertagebuch mit. Hilfreich ist ebenfalls ein Arztbericht Ihrer Diabetes-Schwerpunkteinrichtung.

Wenn Ihr Blutzucker gut eingestellt ist und von gynäkologischer Seite keine Auffälligkeiten vorliegen, steht einer normalen Geburt am Entbindungstermin nichts im Wege.
Das Vorliegen eines Gestationsdiabetes per se rechtfertigt keinen Kaiserschnitt!

Er kann jedoch – wie bei Schwangeren ohne Schwangerschaftsdiabetes – aus anderen Gründen als dem gestörten Zuckerstoffwechsel erforderlich werden.

Die schönste Belohnung für Ihr diszipliniertes Verhalten während der Schwangerschaft steht kurz bevor: die Geburt Ihres Kindes!
Doch auch während der Entbindung sollte Ihr Blutzucker kontrolliert werden, insbesondere dann, wenn Sie im Schwangerschaftsverlauf Insulin gespritzt haben. Hierbei ist es ratsam, die Messungen mit Ihrem eigenen Messgerät durchzuführen, da es Schwankungen gegenüber den Klinikgeräten geben kann.
Wenn möglich, sollten Sie den werdenden Vater oder eine andere Person, die Sie bei der Geburt begleiten wird, frühzeitig in die Blutzuckermessung mit Ihrem Messgerät einweisen. Es kann niemand voraussehen, wie lange sich die Geburt hinziehen wird. Vielleicht sind Sie zu erschöpft, um die Messungen selbst durchzuführen.
Auch und gerade in den letzten Stunden der Schwangerschaft ist es wichtig, dass nicht vermehrt Zucker über die Plazenta zum Kind gelangt. Wie bereits beschrieben, würde die Bauchspeicheldrüse Ihres Kindes darauf mit einer vermehrten Insulinproduktion reagieren. Nach der Abnabelung würde seine Bauchspeicheldrüse einige Zeit brauchen, um die Insulinproduktion auf die dann benötigte Menge zu reduzieren. In diesem Fall käme es schnell zu einer Unterzuckerung beim Kind, da in seinem Blutkreislauf ein Überangebot an Insulin herrschen würde.

Ihre mütterlichen Blutzuckerwerte sollten unter der Geburt zwischen 80 und 130 mg/dl (4,4 – 7,2 mmol/l) im kapillären Plasma betragen.
Bei Schwangeren mit Insulintherapie empfiehlt sich eine zweistündliche Kontrolle während der Entbindung, wobei die Zeitintervalle bei Bedarf individuell anzupassen sind. Nur in seltenen Fällen wird unter der Geburt noch Insulin benötigt.

83

Denken Sie also bitte daran, die erforderlichen Utensilien mit in die Entbindungsklinik zu nehmen. Vielleicht schreiben Sie sich einen Merkzettel, den Sie an die Kliniktasche heften, die Sie ja bereits einige Wochen vor dem Entbindungstermin gepackt haben. Mitzunehmen sind Ihr Blutzucker-Messgerät, ausreichend Teststreifen, Stechhilfe, Lanzetten zur Blutentnahme, Ihr Blutzuckertagebuch.

14.0 Blutzuckerüberwachung bei der Mutter nach der Entbindung

In der Regel normalisiert sich der Blutzucker von Müttern mit Schwangerschaftsdiabetes unmittelbar nach der Geburt des Kindes wieder. *Der Schwangerschaftsdiabetes bildet sich zurück!*

Allerdings haben Sie ein erhöhtes Risiko, im späteren Leben einen Diabetes mellitus Typ 2 zu entwickeln. Deshalb ist es wichtig, dass Sie auch nach der Schwangerschaft regelmäßig Ihre Blutzuckerwerte kontrollieren lassen.

Es ist sinnvoll, bereits am zweiten Tag nach der Entbindung ein 4-Punkte-Blutzuckertagesprofil durchzuführen. Je nach Werten sollte sich ein zweites Tagesprofil mit Ihrem eigenen Messgerät anschließen.

Ist der Nüchternwert morgens ›100 mg/dl (›5,6 mmol/l) und/oder 1 Stunde nach einer Mahlzeit ›160 mg/dl (›8,9 mmol/l), ist die Fortführung von täglichen Tagesprofilen unter häuslichen Bedingungen für eine Woche ratsam.

Sind Ihre Blutzuckerwerte anhaltend auffällig, sollten Sie sich umgehend mit Ihrem betreuenden Diabetologen in Verbindung setzen. Bei Blutzuckerwerten von ›200 mg/dl (›11,1 mmol/l) ist eine Insulintherapie ratsam.

Bereits sechs bis zwölf Wochen nach der Entbindung sollte ein 75-g-Zucker-Belastungstest über zwei Stunden durchgeführt werden. Auch wenn Sie Ihr Kind stillen, sollte der Zuckerbelastungstest durchgeführt werden! Wenn die gemessenen Werte im Normalbereich liegen, sind Wiederholungsuntersuchungen mindestens alle zwei Jahre empfehlenswert.

Bereits nach einem Jahr ist der Belastungstest empfehlenswert, wenn

- in der Schwangerschaft hohe Nüchternblutzuckerwerte vorlagen,
- der Schwangerschaftsdiabetes mit Insulin behandelt wurde,
- die Diagnose des Schwangerschaftsdiabetes im ersten Schwangerschaftsdrittel gestellt wurde,
- Sie einen BMI von > 30 kg/m² haben,
- eine Glukosetoleranzstörung beim ersten Test nach der Geburt bestand.

Die Ergebnisse des 75-g-Glukose-Toleranztests nach der Entbindung werden wie folgt bewertet

Messzeitpunkt	Blutzucker im venösen Plasma	Bewertung
Nüchtern	< 100 mg/dl (< 5,6 mmol/l)	normal
	100 – 125 mg/dl (5,6 – 6,9 mmol/l)	gestörte Nüchternglukose
	≥ 126 mg/dl (≥ 7,0 mmol/l)	Diabetes mellitus
Nach 2 Stunden	< 140 mg/dl (< 7,8 mmol/l	normal
	140 – 199 mg/dl (7,8 – 11,0 mmol/l)	gestörte Glukosetoleranz
	≥ 200 mg/dl (≥ 11,1 mmol/l)	Diabetes mellitus

Quelle: www.uni-duesseldorf.de

85

Auch die Bestimmung des HbA1c-Wertes kann zur Diagnostik eines Diabetes mellitus herangezogen werden. Allerdings sollte dieser Wert nicht in den ersten 6 bis 12 Wochen bestimmt werden, da es in der kurzen Zeit nach der Entbindung zu Verfälschungen kommen kann.

Die Bestimmung des HbA_{1c} wird wie folgt bewertet

HbA_{1c}	Bewertung
<5,7 % (<39 mmol/l)	Normal
5,7 – 6,4 % (39 – 47 mmol/l)	Auffällig; ein 75-g-oGTT sollte sich anschließen
>6,5 % (>48 mmol/l)	Diabetes mellitus

Quelle: Praxisempfehlungen der Deutschen Diabetes-Gesellschaft, Definition, Klassifikation und Diagnostik des Diabetes mellitus, 2011

Sie haben ein erhöhtes Risiko, bereits in den ersten 10 Jahren nach der Entbindung oder später einen Diabetes zu entwickeln. Dies erfordert eine kontinuierliche Nachsorge, damit eine Störung des Glukosestoffwechsels frühzeitig erkannt wird und zügig eine adäquate Therapie erfolgen kann.

Auch das Risiko, in einer Folgeschwangerschaft erneut einen Schwangerschaftsdiabetes zu bekommen, ist deutlich erhöht. Wenden Sie sich deshalb bitte frühzeitig an Ihre/Ihren Diabetesärztin/-arzt, wenn Sie eine weitere Schwangerschaft planen!

Nach einem Gestationsdiabetes sollte eine Diabetes-Diagnostik in Folgeschwangerschaften bereits frühzeitig in den ersten drei Schwangerschaftsmonaten erfolgen.

15.0 Schwangerschaftsverhütung bei Frauen nach Schwangerschaften mit Gestationsdiabetes

Weil Sie ein erhöhtes Risiko eines erneuten Gestationsdiabetes in einer Folgeschwangerschaft sowie für die frühe Entstehung eines Diabetes mellitus Typ 2 haben, ist es ratsam, eine weitere Schwangerschaft sorgfältig zu planen.

Deklariertes Hauptziel hierbei ist die Reduzierung der Fehlbildungshäufigkeit bei den Kindern diabetischer Mütter.
Ebenso wichtig ist die eventuell erforderliche Behandlung von diabetesspezifischen Komplikationen bei der Mutter, sofern sich nach dem GDM ein Diabetes mellitus Typ 1 oder 2 manifestiert hat.

Einer sicheren Schwangerschaftsverhütung kommt also bei Frauen nach GDM eine besondere Bedeutung zu.

Bei der Auswahl der kontrazeptiven Methode sollte Folgendes berücksichtigt werden:
- Wirksamkeit und Sicherheit, gemessen am Pearl-Index
- Unschädlichkeit, Verträglichkeit
- Nutzerfreundliche Anwendbarkeit
- Einfluss auf den Kohlenhydrat- und Fettstoffwechsel
- Diabetesspezifische Komplikationen
- Voraussichtlich geplante Dauer der Anwendung im Hinblick auf die weitere Familienplanung
- Alter der Frau

Kontrazeptive Empfehlungen für Frauen nach Gestationsdiabetes:
1. Die Einnahme von oralen hormonalen Kontrazeptiva ist unbedenklich, sowohl in Hinsicht auf die aktuelle Belastung des Blutzuckerstoffwechsels als auch auf das langfristige

Diabetesrisiko. Ausnahme: Reine Gestagenpräparate in der Stillzeit. Das Neugeborene sollte während der ersten sechs Lebenswochen möglichst ohne Exposition für synthetische Steroidhormone bleiben.

2. Von hormonaler Langzeitkontrazeption wie Injektaten und Implantaten sollte wegen ungenügender Daten nach Gestationsdiabetes abgesehen werden.

3. Es bestehen keine Bedenken gegen den Gebrauch von Intrauterinpessaren.

4. Barrieremethoden (Diaphragma, Kondom, Cremes, Ovula) sind bezüglich der Verträglichkeit unproblematisch, auf Grund der geringeren Sicherheit jedoch nur bedingt empfehlenswert.

© fotolia

5. Die Zyklusmethode/Zeitwahlmethoden ist nicht empfehlenswert, da es insbesondere bei Diabetikerinnen mit Diabetes mellitus Typ 1 oder 2 häufiger zu Zyklusunregelmäßigkeiten kommen kann.

6. Die Sterilisation der Frau oder des Partners ist die Methode der Wahl bei abgeschlossener Familienplanung.

Quelle: Leitlinie der Deutschen Gesellschaft für Gynäkologie und Geburtshilfe e. V., 2010

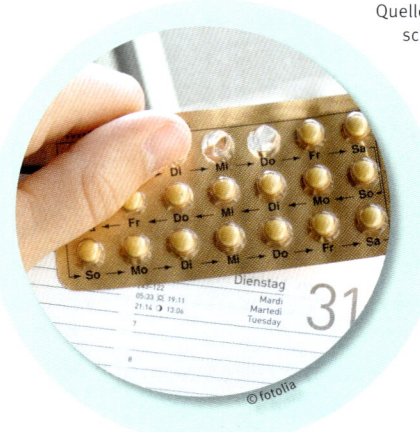

© fotolia

16.0

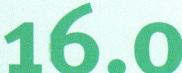

Empfehlung für übergewichtige Frauen nach der Geburt und der Stillzeit

Frauen nach einem Schwangerschaftsdiabetes, insbesondere bei bestehendem Übergewicht, sollten frühzeitig Maßnahmen ergreifen, um der Entstehung eines Diabetes mellitus Typ 2 vorzubeugen oder dessen Entstehung hinauszuzögern.

Durch gezielte Maßnahmen der Lebensstil-Modifikation kann die Langzeitprognose auch im Hinblick auf die Herz-Kreislauf-Situation positiv beeinflusst werden.

Zu prophylaktischen Lebensstil-Maßnahmen gehören:

- Bedarfsangepasste Ernährung mit kalorien- und fettreduzierter Kost,
- Steigerung der körperlichen Aktivität auf mindestens 150 Minuten pro Woche (30 Minuten/Tag an 5 Tagen in der Woche),
- Gewichtsnormalisierung,
- Raucherentwöhnung, ggf. Nichtrauchertraining.

Normalisieren Sie Ihr Gewicht!

Richtiges, dauerhaftes Abnehmen geschieht nicht von heute auf morgen! Es kommt nicht darauf an, dass Sie sich kurzfristig auf ein vermeintliches Idealmaß „herunterhungern". Beginnen Sie mit einer langsamen, aber konsequenten Gewichtsabnahme (etwa ein bis zwei Kilogramm Körpergewicht pro Monat).

Sie reduzieren dadurch erheblich Ihr Risiko, später dauerhaft einen Diabetes mellitus Typ 2 zu entwickeln!

Auch anderen Erkrankungen wie Bluthochdruck, Fettstoffwechselstörungen oder Gelenkbeschwerden beugen Sie durch eine dauerhafte Normalisierung Ihres Körpergewichtes vor.

Nehmen Sie bei der Gewichtsreduktion eine fachkundige Beratung in Anspruch und lernen Sie, auf gesunde Weise abzunehmen. Von radikalen Diäten ist grundsätzlich abzuraten!

Sollten Sie bislang geraucht haben, ist spätestens jetzt der richtige Zeitpunkt, damit aufzuhören!

Kinder sind nicht nur freundliche Lichtstrahlen des Himmels und Gottesgrüße, sondern auch ernste Fragen aus der Ewigkeit und schwere Aufgaben für die Zukunft.

(FRIEDRICH SCHLEIERMACHER)

17.0 Empfehlungen für die Ernährung Ihres Kindes

Die Ernährungserziehung ist ein wesentlicher Bestandteil der Gesundheitserziehung. Dies gilt sowohl für Säuglinge, Kleinkinder und Schulkinder als auch für Jugendliche und Erwachsene.

Das Ernährungsverhalten wird vor allem in den ersten Lebensjahren wesentlich in und von der Familie geprägt. Mit zunehmendem Alter wirken Kindergärten, Kindertagesstätten, Schulen sowie das Vorbild Gleichaltriger zusätzlich auf das Ernährungsverhalten Ihres Kindes ein.

Aber auch andere Faktoren sind bei der Ernährungserziehung von Bedeutung:

- genetische Veranlagung zum „Dick- oder Dünnwerden",
- individueller Energiebedarf des Kindes,
- Esskultur des Herkunftslandes,
- Tischsitten,
- Kosten der Lebensmittel,
- Werbung über verschiedene Medien,
- Berufstätigkeit der Eltern und der damit verbundene Zeitaufwand für die Zubereitung von Mahlzeiten sowie der Wegfall gemeinsamer Essenszeiten.

Es ist also weder zeitgemäß noch von Vorteil, feste Essenspläne zu konzipieren, die Tag für Tag eingehalten werden müssen. Wichtig ist vielmehr, dass Sie einen Rahmen schaffen, innerhalb dessen eine ausgewogene Ernährung Ihres Kindes je nach Ihren individuellen familiären Gegebenheiten umgesetzt werden kann.

Die nachfolgenden Empfehlungen sollen Sie hierbei unterstützen und Ihnen helfen, die richtige Lebensmittelauswahl zur Deckung des individuellen Energiebedarfs Ihres Kindes zu treffen. Die Anregungen bieten Ihnen einen Orientierungsrahmen

91

auf der Basis wissenschaftlicher Erkenntnisse und sollen Sie gerade zum jetzigen sehr frühen Zeitpunkt – nämlich bereits während der Schwangerschaft – dafür sensibilisieren und motivieren, Ihrem Kind *von Anfang an* eine ausgewogene, natürliche Ernährung zukommen zu lassen.

Ob und wie Sie die Empfehlungen umsetzen wollen, bleibt selbstverständlich Ihnen überlassen.

Ziel ist es, eine frühzeitige „Überfütterung" zu vermeiden, damit Übergewicht und Adipositas (= Fettsucht) bei Ihrem Kind gar nicht erst entstehen. Etwa jedes 6. Kind in Deutschland ist bereits übergewichtig. Bei sieben bis acht Prozent aller Kinder und Jugendlichen liegt ein extremes Übergewicht bzw. eine Adipositas vor. Die rasche Zunahme von Übergewicht und Adipositas ist die Hauptursache für die steigende Zahl von Kindern und Jugendlichen mit Diabetes mellitus Typ 2.

Mit der frühzeitigen Vermeidung von Übergewicht bei Ihrem Kind tragen Sie entscheidend dazu bei, frühestmöglich *Diabetesvorsorge* zu betreiben und Ihr Kind auch vor Risiken für andere gesundheitliche Störungen zu schützen. Übergewicht sowie Adipositas bekommen ihren Krankheitswert durch die Vielzahl von Folgeerkrankungen, die erhebliche Auswirkungen auf die Sterblichkeit der Bevölkerung haben, wie beispielsweise Bluthochdruck und in der Folge Herzinfarkt und Schlaganfall. Ferner werden Gallenerkrankungen sowie bestimmte Krebsarten mit Adipositas assoziiert.

Weitere gesundheitliche Folgen von Übergewicht können sein: Fehlstellungen der Wirbelsäule, der Beine und der Füße, erhöhte Blutfette und damit verbunden Herz-Kreislauf-Erkrankungen.

Weil wir in einer Zeit leben, in der superschlanke Models uns von Plakatwänden anstrahlen und Hochglanzmagazine figurbetonte Kleidung präsentieren, kann Übergewicht bei Kindern und Jugendlichen neben den gesundheitlichen auch fatale seelische Folgen haben. Dicke Kinder werden häufig gehänselt, gedemütigt oder sogar ausgeschlossen. Sie ziehen sich dann meist mit Minderwertigkeits- und Angstgefühlen zurück, sind traurig und suchen Trost im Essen und Naschen – ein teuflischer Kreislauf kann entstehen.

Da sich dieses Buch in erster Linie mit dem Thema „Schwangerschaftsdiabetes" beschäftigt, habe ich das Wichtigste zum Thema „Ernährung Ihres Kindes" nachfolgend nur in wenigen Punkten für Sie zusammengefasst. Die Empfehlungen gelten für gesunde, normal entwickelte Kinder.

Im Anhang finden Sie eine Auflistung von fachgerechter, wissenschaftlich fundierter Literatur, die Sie sachlich und umfassend zum Thema Ernährung bei Säuglingen, Kindern und Jugendlichen informiert.

17.1 Ernährung von Säuglingen

Muttermilch ist die beste Nahrung für Ihr Kind. Die Weltgesundheitsorganisation (WHO) empfiehlt offiziell und weltweit, über sechs Monate ausschließlich zu stillen.

- In den ersten sechs Lebensmonaten benötigt Ihr Kind keine andere Nahrung als Muttermilch oder eine industriell hergestellte Fertigmilch auf der Basis von Kuhmilch, die der Muttermilch am ähnlichsten ist.
- Von Natur aus unterscheidet sich Muttermilch von Kuhmilch (stellt die Basis dar zur Herstellung von Fertigmilch) in ihrer Zusammensetzung: Kuhmilch enthält mehr Eiweiß und Mineralstoffe, jedoch weniger Fett und Kohlenhydrate als Muttermilch.
- Muttermilch ist die natürlichste und beste Ernährung für Säuglinge. Die Schadstoffgehalte in der Muttermilch sind in den letzten Jahren drastisch gesunken, so dass Sie un-

bedenklich so lange stillen können, wie Sie und Ihr Kind es wollen. Eine Reihe von Biostoffverordnungen, Arbeitsschutz-gesetzen etc. regeln Schadstoffbe-lastungen in Ihrer täglichen Umgebung. Sollten Sie dennoch unsicher sein, ob Sie in mit Schad-stoffen belasteten Räumen (z. B. Holz-schutzmittel) woh-nen, Sie an Ih-rem Arbeitsplatz Schadstoffen wie Lösemitteln oder Pestiziden ausge-setzt sind, oder wenn Sie in der Nähe von Müll-verbrennungsanlagen oder Chemiefabriken wohnen, kön-nen Sie eine Muttermilchuntersu-chung durchführen lassen. Adressen hierzu können Sie bei Verbraucherzentralen erfragen.

• Beikost sollte Ihr Kind nicht vor Beginn des 5. Lebensmonats erhalten. Je eher ein Säugling Beikost erhält, desto größer ist die Gefahr, dass er an Allergien erkrankt.

• Fertigmilch mit der Silbe „Pre" (= Säuglingsanfangsnah-rung) enthält nur Milchzucker (Laktose) und ist der Mutter-milch am ähnlichsten. Sie sollte in den ersten sechs Lebens-monaten gegeben und kann bis zum ersten Geburtstag des Kindes getrunken werden.

• Fertigmilch mit der Ziffer „1" (= Säuglingsanfangsnahrung) ist teilweise an die Muttermilch angepasst. Sie enthält ne-ben Milchzucker auch Stärke. Hierbei sollten Sie feste Es-senszeiten einhalten und darauf achten, dass kein anderer Zucker (d. h. Saccharose, Glukose, Glukosesirup, Fructose, Maltodextrin etc.) zugesetzt ist.

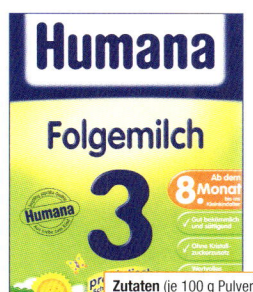

- Fertigmilch mit der Ziffer „2" und „3" wird als Folgemilch bezeichnet und ist der Muttermilch wenig angepasst. Sie hat mehr Kalorien, Eiweiß und enthält zusätzlich zum Milchzucker und der Stärke noch andere Kohlenhydrate oder Zucker. Sie ist nicht empfehlenswert, da der zusätzliche Zucker eine frühe Gewöhnung an den süßen Geschmack fördert und es leicht zur Überfütterung kommen kann. Sie sollte nicht in den ersten 4 Lebensmonaten gegeben werden.

Zutaten (je 100 g Pulver): Entrahmte Milch, pflanzliche Öle, Quellstärke, Fructose, Glukosesirup, Reisquellmehl, Galacto-Oligosaccharidsirup, Maltodextrin, Apfelextrakt 1,6 g, Calciumorthophosphat, Calciumcarbonat, Emulgator: Sojalecithin, Natriumcitrat, Kaliumcitrat, Vitaminmischung (Vitamin C, Niacin, Pantothenat, Vitamin E, Vitamin A, Vitamin B1, Vitamin B6, Folsäure, Vitamin B2, Vitamin K, Vitamin D3, Biotin, Vitamin B12), Magnesiumcarbonat, Eisendiphosphat, Zinkoxid, Kupfersulfat, Mangansulfat, Kaliumjodat.

- Fertige HA (hypoallergen) Nahrung kann allergiegefährdeten Säuglingen gegeben werden. Bei der Herstellung von HA-Nahrung aus Kuhmilch wird das Eiweiß der Kuhmilch aufgespalten, so dass es kaum mehr allergieauslösend wirkt. Bei Nachweis einer Allergie beim Säugling dürfen HA-Produkte nicht mehr gegeben werden.

- Bei „hochgradig hydrolysierter Fertignahrung" ist das Eiweiß der Kuhmilch noch stärker aufgespalten als bei HA-Nahrung. Sie eignet sich für Kinder, bei denen eine Allergie gegen Kuhmilch nachgewiesen ist.

- Die Selbstherstellung von Säuglingsmilch sowie die Verwendung von Reis-, Mandel-, Soja- oder Frischkornmilch ist *nicht* empfehlenswert. Diese Milchsorten können zur Unterversorgung des Säuglings führen, überfordern das unausgereifte Verdauungssystem und erhöhen deutlich das Risiko, an Allergien zu erkranken.

- Spezialnahrungen auf Sojabasis enthalten keine Bestandteile von Kuhmilch, eignen sich jedoch nicht zur Vorbeugung von Allergien, da Soja ein fast ebenso starkes Allergen ist wie Kuhmilch.

- Folgende glutenhaltige Getreidesorten sollten zur Vorbeugung gegen eine Zöliakie (Getreideeiweiß-Überempfindlichkeit) möglichst spät – auf keinen Fall vor dem 6. Lebensmonat – an Säuglinge verfüttert werden: Weizen, Roggen, Gerste, Hafer, Dinkel, Grünkern.

- Frühestens ab dem 5. Lebensmonat und spätestens ab dem 7. Lebensmonat sollten Sie mit der Beikost beginnen. Ersetzen Sie eine Milchmahlzeit durch einen Brei, z. B. einen Gemüse-Kartoffel-Fleisch-Brei.
- Im darauffolgenden Monat ersetzen Sie eine zweite Milchmahlzeit durch einen weiteren Brei, z. B. einen Vollmilch-Getreide-Brei.
- Einen Monat später geben Sie Ihrem Kind einen dritten Brei, z. B. einen milchfreien Getreide-Obst-Brei.
- Die restlichen Mahlzeiten geben Sie als Muttermilch oder Fertigmilch (Säuglingsanfangsnahrung) nach Bedarf.
- Im 1. Lebensjahr ist die Gewöhnung an den Geschmack *weniger, ausgewählter* Lebensmittel völlig ausreichend und sinnvoll.
- Führen Sie neue Lebensmittel einzeln und langsam in die Kost Ihres Kindes ein und lassen Sie ihm Zeit. So können Sie Unverträglichkeiten leichter erkennen.

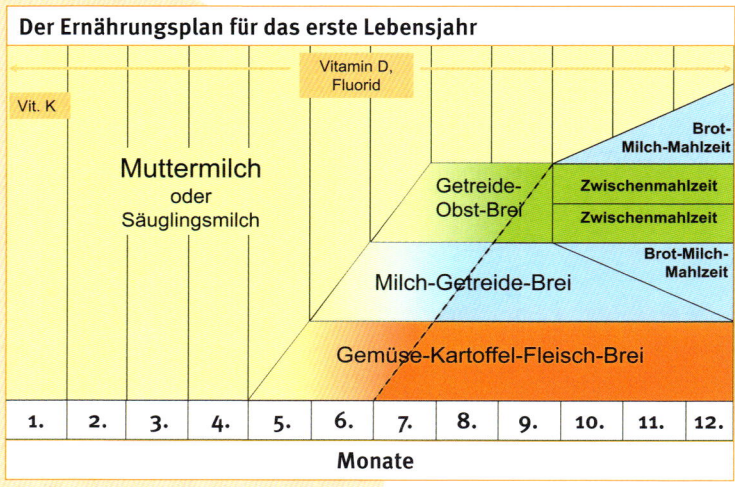

Der Ernährungsplan für das erste Lebensjahr

Quelle: FKE, AID, DGE: Empfehlungen für die Ernährung von Säuglingen, Köln, 2003

- Verzichten Sie in der ersten Zeit darauf, die Breie für Ihr Kind zu salzen, zu süßen oder zu würzen. So lernt Ihr Kind von Anfang an den Eigengeschmack der Lebensmittel kennen, seine Nieren werden nicht unnötig belastet und unnötige Allergene werden vermieden.

- Wenn Sie die Breie selbst zubereiten möchten, sollten Sie pro Mahlzeit ca. 1–2 Teelöffel gut verdauliche Fette mit einem hohen Anteil an ungesättigten Fettsäuren (z. B. Sonnenblumen- oder Keimöle) zufügen.

- Selbst zubereitete Breie können Sie in größeren Mengen vorkochen, pürieren, portionieren und einfrieren. Wichtig ist dabei, die Breie schnell abkühlen zu lassen und zügig einzufrieren. Lassen Sie die Breie portionsweise schonend im Kühlschrank auftauen und frieren Sie Aufgetautes nicht wieder ein.

- Nimmt Ihr Kind zu Beginn des Zufütterns den Brei nicht vom Löffel, reichen Sie ihm die Mahlzeit auf dem Finger und lassen ihn ablecken. Auch das Verflüssigen und anschließendes Füttern mit der Flasche ist eine Möglichkeit.

- Bedenken Sie, dass Lebensmittel wie Schokolade, Nüsse, Eier, Kuhmilch, Soja, Fisch, Zitrusfrüchte, Sellerie, Tomaten und glutenhaltige Getreidesorten – im ersten Lebensjahr gegeben – eine allergene Wirkung haben können.

- Etwa ab dem 10. Lebensmonat kann die Säuglingsernährung allmählich in die übliche Familienernährung übergehen. Aus den drei bis vier jeweils etwa gleich großen Milch- und Breimahlzeiten werden nun drei Haupt- und zwei Zwischenmahlzeiten.

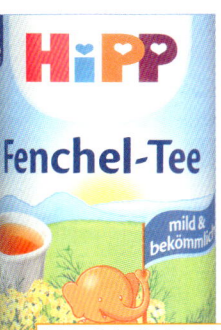

- Früchte- und Eistees enthalten häufig Zitronensäure, die den Zahnschmelz schädigt und bereits den ersten Durchbruch der Zähne stören kann.

- Verhindern Sie das Dauernuckeln an Flaschen und gewöhnen Sie Ihr Kind frühzeitig über eine Trinklerntasse an einen Becher.

97

- Wenn Sie Fertigmilchbrei – der eigentlich überflüssig ist – trotzdem verwenden wollen, beschränken Sie sich bitte bis Ende des 1. Lebensjahres auf Produkte, die als Einsatzzeitpunkt „ab dem 6. Lebensmonat" (nicht später) angeben.

- Rohmilch (sog. Vorzugsmilch) muss für Babys im ersten Lebensjahr abgekocht werden, da sie fürs Baby gefährliche Bakterien (= Listerien) enthalten kann. Babys sollte auch kein Rohmilch-Weichkäse (z. B. Limburger, Romadur, Camembert) gegeben werden.

- Kuhmilch pur im ersten Lebensjahr ist ungeeignet, da sie wegen ihres hohen Eiweiß- und Mineralstoffgehaltes die Nieren des Kindes belasten kann.

- Quark und Joghurt sollten deshalb erst ab dem 10. Lebensmonat gegeben werden. Auch Tofu sollte erst ab dem 10. Monat gegeben werden.

- Unerhitztes Obst vertragen Kinder erst nach dem 5. Lebensmonat, Gemüserohkost ab etwa zehn Monaten.

© Bildnachweis

- Rohes Getreide sowie Buchweizen, Quinoa und Amaranth vertragen Kinder aufgrund der darin enthaltenen Gerbstoffe erst ab dem 2. Lebensjahr.

- Honig sollten Kinder im 1. Lebensjahr nicht erhalten, da er für Babys gefährliche Botulismuserreger enthalten kann.

- Geben Sie Ihrem Kleinkind kein rohes Hackfleisch (z. B. Tartar, Schweinemett), keine Rohwursterzeugnisse (z. B. Salami, Mettwurst), kein teilgegartes Fleisch (z. B. Roastbeef).

- Eier sowie Geflügel sollte Ihr Kleinkind grundsätzlich nur durchgegart verzehren.

- Pistazien können mit Schimmelpilzgiften belastet sein und können deshalb sowohl für Kleinkinder als auch für Erwachsene hochgiftig sein.

- Achten Sie bei verpackten Produkten auf Mindesthaltbarkeitsdaten und Vorschriften zur Kühllagerung.

17.2 Babygerechte Vollwertkost / Naturkost

- Bereits für Kinder im ersten Lebensjahr gilt: *Vollwertkost ist Naturkost aus ökologischer Landwirtschaft!* Sie enthält in einem ausgewogenen Verhältnis alle lebenswichtigen Nährstoffe, Vitamine und Mineralstoffe und ist frei von künstlichen Zusatz-, Konservierungs- und Aromastoffen, die frühzeitig Gesundheitsstörungen wie z. B. allergische Reaktionen auslösen können. Süßungsmittel, Salz und Fette werden sparsam eingesetzt.

- Naturkost ist sowohl beim Anbau als auch beim Verkauf keiner nennenswerten Schadstoffbelastung ausgesetzt, da Biolebensmittel ökologisch erzeugt werden. Hierbei ist der Einsatz von Gentechnik verboten und sichergestellt, dass die Lebensmittel nicht überdüngt oder mit Agrar- oder Umweltchemikalien belastet sind.

- Nutzen Sie die naturgegebenen wertvollen Eigenschaften der Bioerzeugnisse, die weder raffiniert, poliert, geschält oder übermäßig erhitzt werden.

- In der ökologischen Landwirtschaft dürfen bei der Produktion tierischer Produkte keine Hormone und Antibiotika eingesetzt werden.

- Allerdings sind auch entsprechend etikettierte, konventionell hergestellte Lebensmittel solchen Lebensmittelkontrollen unterworfen, die eine Unbedenklichkeit für die Gesundheit sichern.

- Achten Sie bei allen Lebensmitteln – auch bei Bioerzeugnissen – auf die richtige Lagerung und die Haltbarkeit der Erzeugnisse, da auch kontrollierte Lebensmittel und Getreide z. B. mit Schimmelpilzen belastet sein können.

99

17.3 Ausgewogene Ernährung nach dem ersten Lebensjahr

- Jedes Kind hat einen individuellen Energiebedarf. Die Mengen der benötigten Lebensmittel können von Kind zu Kind stark schwanken.
- Schwankungen im Nahrungsverzehr Ihres Kindes von Tag zu Tag sind normal!
- Ihr Kind hat – sofern es gesund ist – ein von Natur aus ausgewogenes Hunger- und Sättigungsgefühl. Es bestimmt selbst, wie viel es essen muss, und legt meist die richtigen Mengen der Lebensmittel fest.
- Sorgen Sie für eine gleichmäßige Zufuhr von verschiedenen Nährstoffen. Bewährt haben sich drei Haupt- und zwei Zwischenmahlzeiten.
- Bieten Sie von Anfang an reichlich pflanzliche Lebensmittel und kalorienarme bzw. kalorienfreie Getränke an.
  - *Mäßigen* Sie den Verzehr von tierischen Lebensmitteln.
  - Gehen Sie *sparsam* mit fettreichen und zuckerhaltigen Lebensmitteln um.
  - Verzichten Sie weitestgehend auf industriell verarbeitete Lebensmittel (= Fertigprodukte). Sie enthalten häufig viel Fett, Zucker, Konservierungsstoffe und künstliche Aromen.

Zutaten Gemüse* 38% (Tomaten, Karotten, Sellerie), Wasser, Spaghetti* (Hartweizengrieß) gekocht, Rindfleisch* 5%, Reisgrieß*, Zwiebeln*, Pflanzenöl, jodiertes Speisesalz, Zucker*, Kräuter*. Hinweis für Allergiker: Kann Spuren von Ei enthalten.
*Aus biologischer Erzeugung

- Bereiten Sie die Mahlzeiten möglichst selbst zu. Dabei können Sie selbst bestimmen, *was* Sie *wie* und in *welcher Menge* verarbeiten.
- Salzen Sie Speisen für Sie und Ihr Kind möglichst sparsam.
- Reichen Sie Ihrem Kind zu jeder Mahlzeit etwas zu trinken und bieten Sie auch zwischendurch etwas zu trinken an. Verwenden Sie möglichst energiefreie Getränke – am besten Wasser. Soll es dennoch ein Fruchtsaftgetränk sein, mischen Sie den Saft mit Wasser im Verhältnis 1:3. Verzichten Sie auf fertige Saftmischungen oder Schorlen.
- Milch ist kein Getränk, sondern ein nährstoffreiches Lebensmittel.

- Koffeinhaltige Getränke sind für Kinder nicht geeignet (z. B. Kaffee, Cola, einige Eistees).
- Bieten Sie Ihrem Kind zum Knabbern Obst und Gemüse in Form von Rohkost als „Finger-Food" an: frische Möhrenstifte, Paprikastücke, Kohlrabistücke, Tomaten, Gurken.
- Verwenden Sie Obst und Gemüse möglichst frisch ohne Lagerung über mehrere Tage. Alternativ können Sie Tiefkühlprodukte ohne Zusätze (wie z. B. Zucker oder Sahne) verwenden. Sie sind im Nährstoffgehalt weitgehend vergleichbar mit frischen Produkten.
- Nutzen Sie die große Geschmacksvielfalt von Gemüse und Obst und bieten Sie Ihrem Kind öfter die unterschiedlichsten Sorten an.
- Gemüse kann fein geraspelt oder püriert in Suppen, Soßen oder anderen Speisen „versteckt" werden.
- Obst können Sie zerkleinert unter Salate oder Süßspeisen mischen, mit Naturjoghurt einen Fruchtjoghurt oder mit Milch ein Milchmixgetränk selbst herstellen.
- Zur frühen Gewöhnung an einen weniger süßen Geschmack können Sie gekaufte Fruchtjoghurts im Verhältnis 1 : 1 mit Naturjoghurt mischen.
- Süßwaren in Maßen (1-mal täglich und nicht unmittelbar vor dem Essen) sind in der Kinderernährung erlaubt (mit anschließendem Zähneputzen).
- Die meisten „Süßigkeiten" sind „Fettigkeiten"! Sie enthalten also neben viel Zucker häufig auch viel Fett und somit viele Kalorien.
- Süßstoffe sind zwar energiefrei, können jedoch – wie Zucker – die Gewöhnung an den süßen Geschmack fördern.
- Süßungsmittel wie Honig, Fruchtdicksäfte oder Sirupe sind im Vergleich zu Zucker von Nachteil, weil sie wegen ihrer Klebrigkeit die Entwicklung von Zahnkaries eher fördern.

- Der gelegentliche Verzehr von „Fast-food"-Gerichten (Hamburger, Big Mac, Currywurst) ist erlaubt und sollte durch geeignete Lebensmittel wie Salate oder Milchshakes mit Obst ausgeglichen werden.
- Eine lacto-ovo-vegetabile Ernährung (ohne Fleisch, jedoch mit Milch und Eiern) für Kinder ist möglich, wenn Sie viele eisenreiche Vollkornprodukte und eisenreiches Gemüse in Verbindung mit Vitamin C (frisches Obst, frische Salate) anbieten.
- Eine vegane Kostform (ohne Fleisch, Milch und Eier) kann bei Kindern zu gesundheitlichen Störungen führen! Hiervon ist daher abzuraten.

17.4 Werbestrategien der Babykost- bzw. Lebensmittelindustrie

- Zucker taucht auf Zutatenlisten häufig unter anderen Namen auf wie: Saccharose (= Haushaltszucker / Kristallzucker), Fructose (= Fruchtzucker), Glukose / Dextrose (= Traubenzucker), Lactose (= Milchzucker), Maltose (= Malzzucker), Maltodextrin (= Malzzuckerverbindung) oder Glukosesirup.

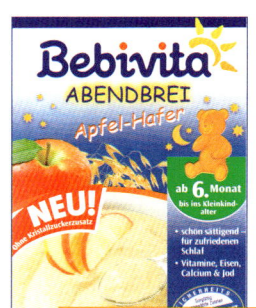

Zutaten 34% Hafervollkornmehl, entrahmtes Milchpulver, Süßmolkenpulver teilentmineralisiert, pflanzliches Öl, Maltodextrin, Traubenzucker, Fructose, 2,5% Apfelfruchtextrakt, Calciumcarbonat 360mg/100g, Vitamin C, Eisen-III-diphosphat 20,4mg/100g, Vitamin E, Vitamin B1, Vitamin A, Kaliumjodat 51µg/100g, Vitamin D.

- Häufig werden verschiedene Zuckerarten gleichzeitig zugesetzt, die einzeln betrachtet zwar in geringer Menge vorkommen, durch die insgesamt gesehen dem Nahrungsmittel jedoch sehr viel Süßungsmittel beigemischt ist.
- Der Hinweis „kristallzuckerfrei" bedeutet nicht, dass das Produkt keine Zuckerart enthält! Hier werden häufig andere Zuckerarten zugesetzt.
- Die Babykostindustrie macht Milliardenumsätze damit, ein möglichst frühes Zufüttern sowie die Gabe teurer Kleinkindmilchnahrungen bis weit nach dem 1. Lebensjahr zu propagieren. Informieren Sie sich bewusst bei unabhängigen Ernährungsberater/-innen, Hebammen, Ärzten und fachgerechter Literatur. Anregungen hierzu finden Sie im Anhang dieser Broschüre!

- Das Säuglingsnahrungs-Werbegesetz verbietet seit 1994 allen Krankenhäusern, Werbung für Säuglingsnahrung oder Folgenahrung zu betreiben, die auch darauf gerichtet ist, Sie vom Stillen Ihres Kindes abzuhalten. Trotzdem erfolgen hier vielseitige Werbeangriffe der Industrie: bei Geburtsvorbereitungs- und Säuglingspflegekursen, in Elternzeitschriften, auf Wochenstationen durch Verteilen von Breiproben, Instanttees, Werbegeschenken für Anfangsnahrung sowie Gratisproben, die per Postkarte zu bestellen sind.

- Lassen Sie sich durch Werbesprüche wie „das sichere Gefühl, das Richtige zu tun" nicht einreden, dass Sie Ihrem Kind nur dann Gutes tun, wenn Sie es mit Instantmilchbrei oder Gläserkost versorgen. Vertrauen Sie auf Ihr gutes Gewissen, wenn Sie stillen bzw. die Mahlzeiten selbst zubereiten!

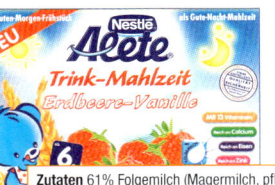

- Spezielle, industriell hergestellte sogenannte „Kinderlebensmittel" (z. B. Kleinkindermilch, Kinderfruchtjoghurts, Kindermilchriegel) sind völlig unnötig! Alles, was Ihr Kind braucht, ist in natürlichen Lebensmitteln enthalten.

17.5 Ernährungserziehung / Essverhalten

- Nie wieder können Eltern auf das Essverhalten ihrer Kinder so leicht Einfluss nehmen wie in den ersten beiden Lebensjahren!

- Neugeborene kommen mit einer Vorliebe für den süßen Geschmack zur Welt. Sie aber entscheiden darüber, ob Sie diese Vorliebe durch den frühen Kontakt mit gesüßten Lebensmitteln verstärken oder ob Sie die Vorliebe für Süßes abschwächen, indem Sie Ihrem Kind von Anfang an ungesüßte Lebensmittel mit viel Eigengeschmack anbieten.

- *Sie entscheiden, was* Sie Ihrem Kind *wann* und *wie* anbieten. *Ihr Kind entscheidet, ob* und *wie viel* es davon essen möchte.

- Auch wie salzig etwas sein muss, um gut zu schmecken, ist erlernt.

103

- Säuglinge und Kleinkinder sind darauf angewiesen, sich an dem zu orientieren, was ihnen vorgelebt wird und was sie als angenehm empfinden.
- Wenn Sie möchten, dass Ihr Kind überwiegend Vollkornbrot, Gemüse und Obst isst, müssen Sie es selbst vorleben.
- Die vorübergehende Ablehnung von bestimmten Nahrungsmitteln ist für Kinder normal und kein Grund zur Sorge.
- Zwingen Sie Ihr Kind nicht, den Teller leer zu essen, und respektieren Sie sein natürliches Sättigungsgefühl. So beugen Sie einer Überernährung vor.
- Zeigen Sie Ihrem Kind Ihre Freude über sein gutes Essverhalten. Wenn Sie es dafür loben, verstärken Sie den Lernprozess.
- Sorgen Sie für eine ruhige, angenehme Atmosphäre bei Tisch. Die Essenszeit ist nicht die Zeit zum Austragen von Konflikten.
- Zwang und Stress beim Essen können dazu führen, dass Kinder das natürliche Maß für Essen und Trinken verlieren. Trotzreaktionen, Übergewicht sowie ein gestörtes Verhältnis zum Essen können die unerwünschten Folgen sein.
- Regelmäßige Mahlzeiten sind für Kinder wichtig.
- Essen Sie mit Ihrem Kind gemeinsam. Alleine zu essen, macht auch Ihrem Kind keinen Spaß.
- Beteiligen Sie Ihr Kind an der Nahrungszubereitung. Was selbst gekocht wurde, schmeckt besser.
- Wenn Ihr Kind nicht frühstücken möchte, sollten Sie es bei einer Tasse Milch oder zuckerreduziertem Kakao belassen und ihm ein ausgewogenes Frühstück in die Frühstücksdose für Kindergarten oder Schule packen.
- Kinder haben – bezogen auf ihr Körpergewicht – einen höheren Wasserbedarf als Erwachsene. Kinder sollten – insbesondere während des Spielens – ans Trinken erinnert werden.
- Lehnen Sie den Trinkwunsch Ihres Kindes nicht ab, damit es schneller „trocken" oder „sauber" wird oder mehr feste Kost zu sich nimmt.
- Sprechen Sie keine generellen Verbote aus. Gerade das Verbotene ist für Kinder interessant.

- Vereinbaren Sie mit Ihrem Kind eine Wochenration an Süßem und überlassen Sie ihm die Wahl, ob es alles auf einmal aufisst oder sich die Nascherei einteilt.
- Konsumieren auch Sie Süßes nur sparsam und seien Sie Vorbild.
- Benutzen Sie Essen oder Süßigkeiten nicht als Trostpflaster! Dadurch fördern Sie Übergewicht und nehmen Ihrem Kind die Möglichkeit, sich mit Problemen normal auseinanderzusetzen.
- Bewegung tut Ihrem Kind – und auch Ihnen – gut. Wer sich als Elternteil wenig bewegt, kann körperliche Aktivität kaum von seinen Kindern erwarten.
- Ob Ihr Kind „dick" oder „dünn" wird und welchen Körperbau es bekommt, ist zu einem großen Teil durch Vererbung vorgegeben. Doch durch die Veranlagung alleine ist Ihr Kind nicht zwangsläufig von Geburt an zum Dicksein verurteilt. Durch wenig Bewegung, zu viel Fernsehen, Mahlzeiten ohne Struktur und ein falsches Nahrungsangebot fördern Sie die Tendenz zum „Dickwerden" ganz sicher!

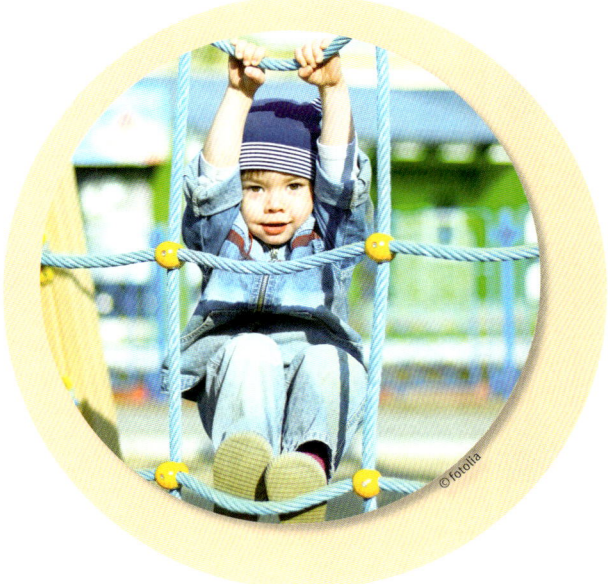

© fotolia

18.0 Insulintherapie

Jede Schwangerschaft – auch ohne Schwangerschaftsdiabetes – stellt aufgrund der Hormonumstellung eine erhebliche Belastung für den mütterlichen Stoffwechsel dar.

Häufig ist es möglich – so wie in Kapitel B dieses Buches beschrieben –, durch Ernährungsumstellung und Steigerung der körperlichen Aktivität die blutzuckersenkende Wirkung des Insulins aus der Bauchspeicheldrüse zu unterstützen.

Manchmal reichen diese Mittel jedoch nicht aus, um den Blutzuckerspiegel in folgenden Normbereichen zu halten (gemessen im kapillären Vollblut = Blut aus der Fingerbeere).

nüchtern sowie vor den Mahlzeiten	*65 – 95 mg/dl (3,6 – 5,3 mmol/l)*
1 Stunde nach Beginn der Mahlzeit	*‹ 140 mg/dl (‹ 7,8 mmol/l)*
2 Stunden nach Beginn der Mahlzeit	*‹ 120 mg/dl (‹ 6,7 mmol/l)*
Mittlere Blutglukose (MBG) mit Messungen ...	
... 1 Stunde nach Beginn der Mahlzeit	*90 – 110 mg/dl (5,0 – 6,1 mmol/l)*
... 2 Stunden nach Beginn der Mahlzeit	*80 – 100 mg/dl (4,4 – 5,6 mmol/l)*

Den Mehrbedarf an Insulin kann die Bauchspeicheldrüse in diesen Fällen alleine nicht mehr ausgleichen, so dass Insulin von außen zugeführt werden muss. Hierbei ist es wichtig, dass ein Blutzuckerwert nüchtern von 65 mg/dl (3,6 mmol/l) nicht mehrmals deutlich unterschritten wird, um eine Unterversorgung Ihres Kindes mit Zucker zu verhindern.

Eine Insulintherapie bei Gestationsdiabetes wird dann notwendig, wenn

- innerhalb von zwei Wochen nach Ernährungsumstellung und Steigerung der Bewegung die Zielwerte mehrmals überschritten werden,
- mehrfache, systematische Überschreitungen der Zielwerte vorliegen (mindestens zwei erhöhte Werte vor und/oder nach den Mahlzeiten pro 4-Punkt-Tagesprofil an mindestens zwei Tagen hintereinander),
- Nüchternwerte morgens > 100 mg/dl liegen,
- ein asymmetrisches Kindswachstum bezogen auf das Kopf- und Oberschenkelknochenwachstum zum Bauchumfang durch Ultraschalluntersuchung nachgewiesen wird.

Die korrekte Durchführung einer Insulintherapie bedarf besonderer Kenntnisse, so dass Sie hierzu eine spezielle, individuelle Schulung durch Ihr Diabetesteam erhalten.

Damit Sie das dort Erlernte in Ruhe nachlesen können, habe ich im Folgenden die wichtigsten Informationen für Sie zusammengefasst. Vorab sollten Sie allerdings die Kapitel A und B dieses Buches gelesen und verstanden haben, damit Sie ein umfassendes und grundlegendes Hintergrundwissen zum Thema „Gestationsdiabetes" erhalten.

Alle darin enthaltenen Informationen und Empfehlungen gelten auch für Schwangere mit Gestationsdiabetes und Insulintherapie – einschließlich der Empfehlungen zur Ernährungsumstellung.

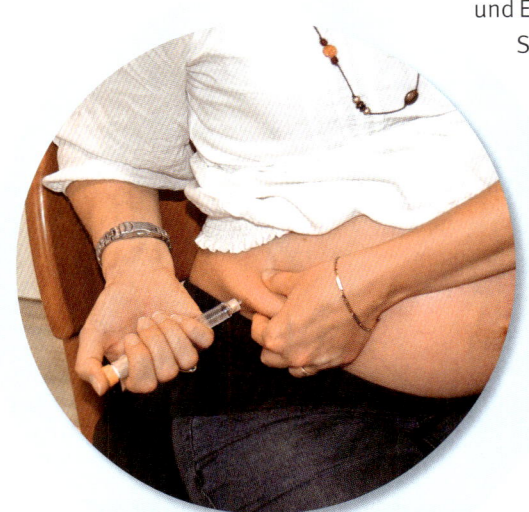

19.0 Besonderheiten des Insulins

Um mögliche Risiken des Schwangerschaftsdiabetes zu vermeiden, ist es erforderlich, dass Ihr Organismus über eine ausreichende Menge an Insulin verfügt.

Durch eine *individuell angepasste Insulintherapie* erhalten Sie die Insulinmengen, die Ihnen zur optimalen Zuckerverwertung fehlen.

Insulin, das mittels Injektion dem Körper von außen zugeführt wird, ist aus Eiweißen zusammengesetzt – ähnlich dem körpereigenen Insulin, das in der Bauchspeicheldrüse gebildet wird. Das Hormon Insulin kann nicht über den Verdauungstrakt aufgenommen werden! Es steht also nicht als Tablette oder Kapsel zur Verfügung, weil der Magen mit seinem hohen Säuregehalt es verdauen würde. Deshalb ist eine Spritzentherapie erforderlich.

Da die Insulinmoleküle so groß sind, dass sie über den Mutterkuchen nicht ausgetauscht werden können, kann Insulin nicht in den Kreislauf Ihres Kindes gelangen.

Ihr Kind profitiert von einer Insulintherapie, weil Zuckerstoffe in Ihrem Körper wieder optimal verwertet werden und dadurch Ihr Blutzuckerspiegel in Grenzen gehalten wird.

Auf diese Weise gelangt nicht zu viel Zucker zu Ihrem Kind, sondern nur soviel, wie es zum gesunden Wachstum benötigt.

Insulinbedarf

Der Insulinbedarf (= Menge an Insulin, die benötigt wird, um Ihren Blutzucker im Normbereich zu halten) ist individuell und von Frau zu Frau sehr unterschiedlich.

In aller Regel steigt der Insulinbedarf im Laufe der Schwangerschaft bis etwa zur 36. Schwangerschaftswoche stetig an, bleibt dann häufig konstant oder fällt wieder geringfügig ab.

Grund hierfür ist die ansteigende bzw. schwankende Produktion der Schwangerschaftshormone im Laufe der Schwangerschaft.

20.0   Insuline und ihre Wirkungsweisen

Es sind verschiedene Insuline mit unterschiedlichen Wirkungsweisen erhältlich. In der Schwangerschaft und Stillzeit können beispielsweise folgende Insuline eingesetzt werden:

Normalinsulin = Mahlzeiteninsulin = „Altinsulin"
= kurz wirksames Insulin
= klares Insulin
(Handelsnamen: Actrapid HM, Insuman Rapid, Huminsulin Normal, Berlinsulin H Normal)

NPH = Verzögerungsinsulin
= mittellang wirksames Insulin
= trübes Insulin
(Handelsnamen: Protaphan HM, Insuman Basal, Huminsulin Basal, Berlinsulin Basal)

Die Insuline unterscheiden sich durch ihre speziellen Wirkungsprofile

Insulinart	Wirkbeginn	Wirkhöhepunkt	Wirkdauer
Normal-insulin	15 bis 30 Minuten nach Insulingabe	etwa zwei Stunden nach Insulingabe	vier bis sechs Stunden
NPH-Verzögerungs-insulin	45 bis 60 Minuten nach Insulingabe	vier bis sechs Stunden nach Insulingabe	acht bis zwölf Stunden

109

Mittel der Wahl zur Senkung mahlzeitenbezogener Blutzuckeranstiege sind zunächst kurz wirksame Humaninsuline wie die
o.g. Normalinsuline.

Können hierunter die Blutzuckerspitzen nicht zielgerecht ab-
gesenkt werden, sollte der Wechsel auf kurz wirksame Insulinanaloga wie Insulin Aspart (Handelsname: Novo Rapid)
oder Insulin Lispro (Handelsname: Humalog, Liprolog) erwogen werden.

Die Insulinanaloga Insulin Glulisin (Handelsname: Apidra),
Insulin Glargin (Handelsname: Lantus) sowie Insulin Detemir
(Handelsname: Levemir) sollen in der Schwangerschaft und
Stillzeit nicht eingesetzt werden.

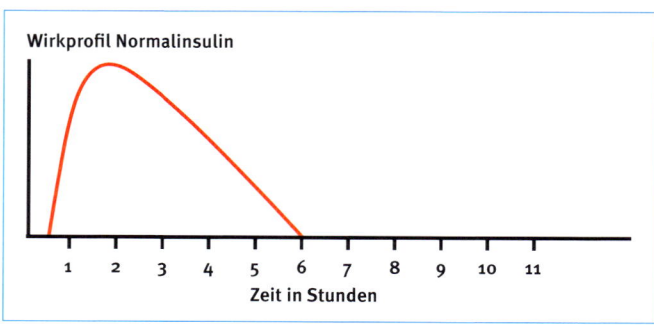

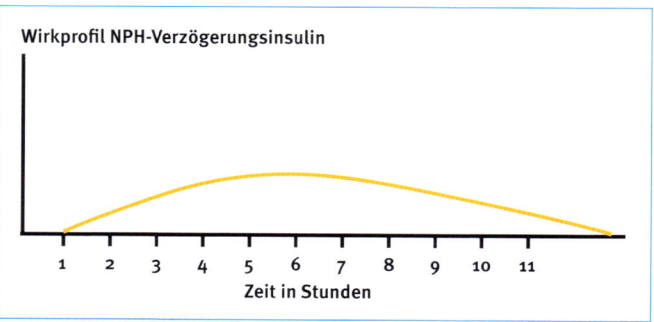

Der Wirkbeginn, der Wirkhöhepunkt sowie die Wirkdauer der Insuline können variieren und sind abhängig von verschiedenen Faktoren, wie z. B. der Insulinmenge, der Spritzstelle, der Tageszeit, der Zusammensetzung der Mahlzeiten u. a.

Welches Insulin bei Ihnen zum Einsatz kommt, wird Ihr behandelnder Arzt bestimmen und mit Ihnen besprechen.
Häufig ist die Gabe von nur einer Insulinart ausreichend. Manchmal ist eine Kombination beider Insulinarten (Normal- und NPH-Verzögerungsinsulin) erforderlich.

21.0 Möglichkeiten der Insulintherapie

Das Ziel einer Insulintherapie ist es, den Blutzucker im Verlauf des Tages im Normbereich zu halten bzw. ihn gar nicht erst über die Norm ansteigen zu lassen.

Es gibt kein allgemein verbindliches Insulintherapieschema!
Jede Insulintherapie wird individuell angepasst und kann von Frau zu Frau unterschiedlich sein.
Die Häufigkeit der Insulininjektion ist abhängig davon, welche Insulinart Sie erhalten.

Der Einsatz von *NPH-Insulin* (= Verzögerungsinsulin = *trübes* Insulin) ist meist nur dann erforderlich, wenn die morgendlichen Nüchternwerte erhöht sind.

Verantwortlich hierfür ist eine vermehrte Freisetzung von Zucker aus der Leber (= Zuckerspeicher) in der Nacht sowie die Produktion von blutzuckererhöhenden Hormonen in den frühen Morgenstunden (z. B. Cortisol, Adrenalin).
In diesem Fall wird NPH-Insulin mahlzeitenunabhängig vor dem Zubettgehen („an der Bettkante") gespritzt.

Durch die verzögerte Wirkung dieses Insulins sind Sie bis in die frühen Morgenstunden ausreichend mit Insulin versorgt. Bei Schwangerschaftsdiabetes ist die Gabe von NPH-Insulin über Tag nur selten sinnvoll.

Wenn Ihre Blutzuckerwerte über Tag erhöht sind, ist das Spritzen eines *Normalinsulins* (= Mahlzeiteninsulin = *klares* Insulin) vor den Mahlzeiten erforderlich.

Grund für erhöhte Blutzuckerwerte über Tag – meist ein bis zwei Stunden nach den Mahlzeiten – ist die nicht ausreichend schnelle Insulinfreisetzung aus der Bauchspeicheldrüse zu den Mahlzeiten.

Durch die kurze Wirkung dieses Insulins wird der relativ kurze Blutzuckeranstieg durch die Mahlzeiten abgedeckt.

Ihr Diabetesarzt wird für Ihre individuellen Mahlzeiten entsprechend angepasste Insulinmengen festlegen.

Die Insulindosis richtet sich nach der Menge der Kohlenhydrate, die Sie zu sich nehmen, und dem dadurch zu erwartenden Blutzuckeranstieg!

Es besteht die Möglichkeit, dass Sie pro Mahlzeit eine bestimmte „starre" Menge an Insulin spritzen. Eine andere Möglichkeit ist das Spritzen einer „individuellen Insulindosis", die Sie selbst durch genaue Berechnung der gewünschten Kohlenhydratmenge ermitteln.

Ob Sie zur Durchführung Ihrer Insulintherapie die Kohlenhydrate berechnen sollten oder nicht, wird Ihr Diabetesteam ausführlich mit Ihnen besprechen.

Generell sollte zwischen der Injektion des Mahlzeiteninsulins und dem Beginn der nachfolgenden Mahlzeit eine gewisse Zeit abgewartet werden (*= Spritz-Ess-Abstand*).

Der Spritz-Ess-Abstand dient dazu, dem gespritzten Insulin einen „Vorsprung" in seiner Wirkung zu geben, bevor es zum Blutzuckeranstieg durch die nachfolgende Mahlzeit kommt. Der Spritz-Ess-Abstand ist individuell verschieden und ist abhängig vom Ausgangswert des Blutzuckers sowie von der Tageszeit. Durch eine Verkürzung oder Verlängerung des Spritz-Ess-Abstands kann die Höhe des Blutzuckeranstieges durch eine Mahlzeit beeinflusst werden.

21.1 Insulintherapie ohne Berechnung der Kohlenhydrate

Wenn Sie einen geregelten Tagesablauf haben ohne große Schwankungen in der Menge an Kohlenhydraten pro Mahlzeit, ist diese Therapie für Sie sinnvoll. Eine genaue Berechnung der Kohlenhydrateinheiten ist hierbei nicht notwendig.

Ihr/Ihre Diabetesberater/-in bespricht mit Ihnen Ihre Ernährungsgewohnheiten und die Verteilung der Kohlenhydrate über den Tag. In Absprache mit Ihrer/Ihrem Diabetesärztin/ -arzt wird sie/er dann eine bestimmte Insulindosis für Ihr Frühstück, Ihr Mittag- und Abendessen festlegen (z. B. sechs Einheiten Normalinsulin zum Frühstück, vier Einheiten zum Mittagessen, fünf Einheiten zum Abendessen). Kleine Zwischenmahlzeiten (etwa bis 12 Gramm Kohlenhydrate) sind i. d. R. mit abgedeckt!

© fotolia

In vielen Fällen kommen Schwangere mit Schwangerschaftsdiabetes und Insulintherapie mit dieser Therapie aus und benötigen keine Kohlenhydratberechnung.

113

21.2 Intensivierte Insulintherapie mit Berechnung der Kohlenhydrate

Wenn Sie Ihren Tagesablauf und die Menge an Kohlenhydraten pro Mahlzeit flexibel gestalten möchten, ist diese Therapie für Sie sinnvoll.

Mahlzeiteninsulin:

Hierbei berechnen Sie die Kohlenhydratmenge, die Sie zu sich nehmen möchten, und errechnen daraus selbst die Insulindosis. Auch die Höhe des vorher gemessenen Blutzuckerwertes spielt eine Rolle.

> **Für die Berechnung der Insulinmenge pro Mahlzeit benötigen Sie folgende Angaben:**
>
> 1. *1 BE (= Broteinheit) = 12 g Kohlenhydrate*
> 2. *BE-Faktor = Insulinmenge pro BE (= I.E. pro BE)*
>   *(wird vom Ihrer Ärztin/Ihrem Arzt festgelegt)*

Ihr/Ihre Diabetesberater/-in bespricht mit Ihnen Ihre Ernährungsgewohnheiten und die Verteilung der Kohlenhydrate über den Tag. Sie erhalten eine „BE-Austauschtabelle", mit deren Hilfe Sie Lebensmittel, die jeweils 1 BE enthalten, gegeneinander austauschen können.

In Absprache mit Ihrer/Ihrem Diabetesärztin/-arzt wird sie/er dann eine bestimmte Insulindosis pro BE (= BE-Faktor) für Ihr Frühstück, Ihr Mittag- und Abendessen festlegen (z. B. Faktor 2 zum Frühstück, Faktor 1 zum Mittagessen, Faktor 1,5 zum Abendessen). Diesen Faktor multiplizieren Sie mit der Anzahl der BE.

Der Insulinbedarf pro BE ist von Mensch zu Mensch verschieden und kann zu den verschiedenen Tageszeiten variieren. Für die BE-Berechnung ergibt sich folgende Berechnungsformel:

> **Anzahl der BE × BE-Faktor = I.E. Normalinsulin**

(I.E. = internationale Einheiten)

Beispiel:

Ausgehend von einem BE-Faktor von 2 zum Frühstück müsste man für ein Frühstück mit 4 BE eine Insulindosis von 8 I.E. Normalinsulin spritzen. (= 4 BE x 2 = 8 I.E. Normalinsulin)

Korrekturinsulin:

Die Gabe eines Korrekturinsulins findet auch Anwendung in der *Insulintherapie ohne Berechnung der Kohlenhydrate*.

Für die Berechnung der Insulinmenge, die Sie zur Korrektur eines erhöhten Blutzuckers brauchen, benötigen Sie folgende Angaben:

- *Korrekturzahl = Wert, um den Ihr Blutzucker mit einer Einheit Insulin gesenkt wird (dieser Wert liegt i. d. R. zwischen 20 und 50 mg/dl; 1,1 und 2,8 mmol/l und wird von Ihrer Ärztin/Ihrem Arzt festgelegt)*
- *Korrekturregel = Beispiel: 30er-Regel bedeutet, dass pro 30 mg/dl (1,7 mmol/l) Blutzuckererhöhung über den Zielwert hinaus 1 I.E. Normalinsulin injiziert werden soll (die „20er-Regel" meint einen Korrekturfaktor von 20, die „40er-Regel" meint einen Korrekturfaktor von 40 usw.)*
- *Zielwert = erwünschter Blutzuckerwert im Zielbereich (wird von Ihrer Ärztin/dem Arzt festgelegt)*
- *Korrekturinsulin = zusätzlich zu spritzende Insulinmenge zur Senkung eines erhöhten Blutzuckerwertes*
- *Korrektur-Kohlenhydrate = ca. 12 g Kohlenhydrate lassen den Blutzucker i. d. R. zwischen 20 und 50 mg/dl ansteigen (1,1 und 2,8 mmol/l*

Aufgrund unterschiedlicher Insulinempfindlichkeit von Mensch zu Mensch ergeben sich individuelle Korrekturzahlen.

Die Korrekturzahl gibt Ihnen an, um welchen Wert Ihr Blutzucker mit 1 I.E. Normalinsulin gesenkt wird. Sie dient der Korrektur erhöhter Blutzuckerwerte und bezieht sich nicht auf Ihre Mahlzeit. Für die Berechnung der Menge des Korrekturinsulins ergibt sich folgende Berechnungsformel:

$$\text{Korrekturinsulin} = \frac{\text{Aktueller Blutzucker minus Zielwert}}{\text{Korrekturzahl}}$$

Beispiel:

Bei einem Blutzuckerwert von 100 mg/dl (5,6 mmol/l) würden Sie mit 1 I.E. Normalinsulin Ihren Blutzucker auf 70 mg/dl (3,9 mmol/l) senken. *Ihre Korrekturzahl wäre also 30* (= 1 I.E. Normalinsulin senkt Ihren Blutzucker um 30 mg/dl; 1,7 mmol/l). Die Korrekturzahl wird von Ihrer Ärztin/Ihrem Arzt festgelegt.

Bei einem Blutzuckerwert von 200 mg/dl (11,1 mmol/l), einem Zielwert von 140 mg/dl (6,7 mmol/l) sowie einer Korrekturzahl von 30 würden Sie 2 I.E. Normalinsulin spritzen. (= 200 – 140 : 30 = 2 I.E. Normalinsulin)

Körperliche Aktivität senkt Ihren Blutzucker!
Beachten Sie bitte, dass Sie vor körperlicher Aktivität Ihre Insulindosis reduzieren müssen, um einer Unterzuckerung vorzubeugen!

Ihr Diabetesteam wird Sie zu allen Fragen der Insulintherapie ausführlich beraten und gemeinsam mit Ihnen die richtige Therapie für Sie finden!

Sie erhalten einen sogenannten „Spritzplan", an dem Sie sich jederzeit orientieren können.

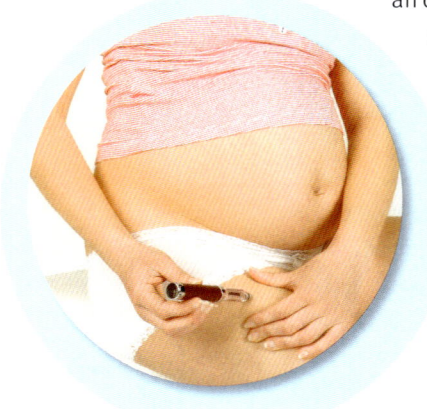

Wenn erforderlich, wird Ihr/Ihre Diabetesberater/-in oder ein/eine Diätassistent/-in für Sie einen individuellen „Ernährungsplan" erstellen.

22.0 Geeignete Spritzstellen

Das Insulin, das in der Bauchspeicheldrüse produziert wird, gelangt von dort aus direkt ins Blut.

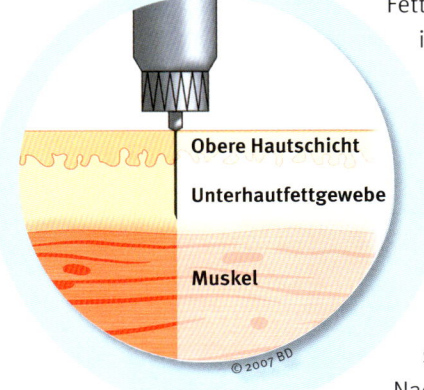

Das gespritzte Insulin muss erst einmal vom Fettgewebe aufgenommen werden, um ins Blut zu gelangen.

Obere Hautschicht

Unterhautfettgewebe

Muskel

© 2007 BD

Die Insulininjektion muss in das *Unterhautfettgewebe* erfolgen, um eine optimale Aufnahme und Wirkung des Insulins zu gewährleisten.

Je nach Körperregion variiert die Dicke des Fettgewebes, weshalb bestimmte Spritzstellen und individuelle Nadellängen ausgewählt werden.

Geeignete Spritzregionen sind:

Bauch: In das Fettgewebe des Bauches gespritztes Insulin wird vom Körper schnell aufgenommen und wirkt schnell. Deshalb eignet sich für diese Spritzregion besonders das kurz wirkende Normalinsulin.

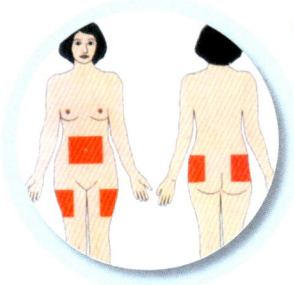

Oberschenkel: In das Fettgewebe der Oberschenkelaußenseiten gespritztes Insulin wird vom Körper langsam aufgenommen und wirkt langsam. Deshalb eignet sich für diese Spritzregion besonders das lang wirkende NPH-Insulin.

Vielleicht fällt es Ihnen schwer, sich während der Schwangerschaft am Bauch zu spritzen. Alternativ können Sie den Injektionsbereich seitlich bis zu den Flanken bzw. in den Hüftbereich ausdehnen oder beide Insulinarten in den Oberschenkel spritzen.

Um mögliche Gewebeverletzungen zu vermeiden, ist es empfehlenswert, innerhalb einer Spritzregion die Spritzstellen täglich zu wechseln! Jede neue Injektion sollte mindestens zwei Fingerbreiten entfernt von der letzten Spritzstelle erfolgen. *Die Injektion durch die Kleidung ist nicht anzuraten!*

Das Desinfizieren der Spritzstelle ist nicht erforderlich, da dem Insulin bereits ein desinfizierender Stoff zugesetzt ist.

23.0 Spritztechnik

23.1 Insulinspritzen / Insulinpens

Für das Spritzen von Insulin bietet sich der *Insulinpen* an. Er ist einfach und sicher in der Handhabung.

Vergleichbar mit einem Füller, wird eine Insulinpatrone in den Pen eingesetzt, die bis zum Aufbrauchen dort verbleibt. Lediglich die Injektionsnadel, die auf die Penspitze aufgesetzt wird, muss regelmäßig gewechselt werden.

> *Eine Patrone enthält 3 ml Insulin = 300 Einheiten Insulin.*
> *1 ml Insulin enthält also 100 Einheiten Insulin*
> *(= U-100-Insulin).*

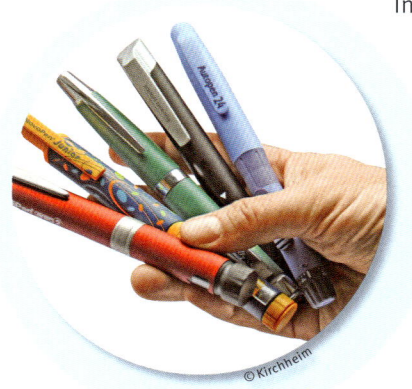
© Kirchheim

In der Regel werden Insulinspritzen heute nicht mehr verwendet. Gelegentlich können sie allerdings noch sinnvoll sein, z. B. wenn Ihr Insulinpen defekt ist oder als Ersatz auf Urlaubsreisen. Insulinspritzen sind „Einmalprodukte", das heißt, sie sind nur zur einmaligen Verwendung gedacht. Die Nadel ist bei der Spritze bereits enthalten.

Sie können für die Injektion mit der Spritze Ihr Insulin aus dem Pen verwenden. Hierbei müssen Sie jedoch unbedingt darauf achten, dass Sie *eine Spritze verwenden, die für U-100-Insulin gedacht* ist. Einen entsprechenden Vermerk „U-100" finden Sie auf jeder Spritze!

Es sind auch U-40-Spritzen erhältlich, die für U-40-Insulin gedacht sind. Das heißt, dass bei diesem Insulin 1 ml nur 40 Einheiten Insulin enthält.

U-100-Insulin ist 2,5-fach höher konzentriert als U-40-Insulin. Entsprechend sind auch die Spritzen unterschiedlich!

23.2 Injektionsnadeln

Es sind verschiedene Pennadeln in unterschiedlicher Länge und Nadeldicke erhältlich:

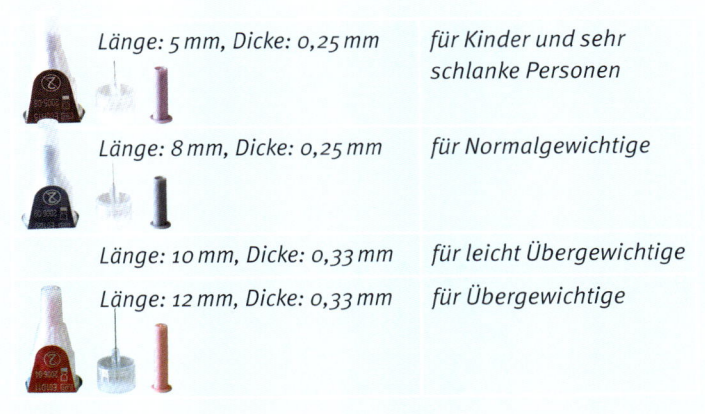

Länge: 5 mm, Dicke: 0,25 mm	*für Kinder und sehr schlanke Personen*
Länge: 8 mm, Dicke: 0,25 mm	*für Normalgewichtige*
Länge: 10 mm, Dicke: 0,33 mm	*für leicht Übergewichtige*
Länge: 12 mm, Dicke: 0,33 mm	*für Übergewichtige*

Pennadeln sind Einmalprodukte. Sie sind nur zur einmaligen Verwendung gedacht und sollten dann gewechselt werden.

Zur ordnungsgemäßen Entsorgung der Pennadel geben Sie die gebrauchte Nadel in einen Behälter aus Hartplastik (z. B. die Verpackungshülle der Nadel).

Es ist wichtig, dass Sie die *passende* Nadel für Ihren Pen erhalten. Prüfen Sie, ob die Nadel fest auf Ihrem Pen sitzt, so dass seitlich kein Insulin austritt!

23.3 Injektionsdurchführung

Um zu gewährleisten, dass das Insulin in das Unterhautfettgewebe gelangt, sollten Sie vor der Injektion an der Spritzstelle
eine „*Hautfalte*" bilden.

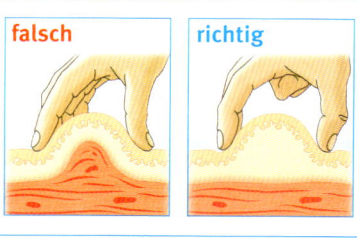

| **falsch** | **richtig** | **Die Hautfaltenbildung sollte mit Daumen-, Zeige- und Mittelfinger erfolgen, wobei nur die Haut mit dem Unter- hautfettgewebe ange- hoben wird (nicht den Muskel mit anheben!).** |

Die Injektion kann entweder im Winkel von 90° oder 45° erfolgen.

Die richtige Insulininjektion:

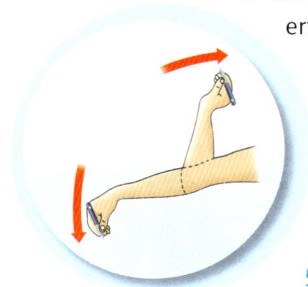

1. Bei Verwendung von *trübem* Insulin ist es unbedingt
   erforderlich, dass Sie dieses *durchmischen*! Schwen-
   ken Sie Ihren Pen mindestens 20-mal, bevor Sie
   die Insulindosis einstellen! Bitte nicht schütteln!
   Klares Insulin muss nicht durchmischt werden.
2. Insulineinheiten am Pen einstellen.
3. Spritzstelle von Kleidung befreien.
4. Hautfalte an der Spritzstelle bilden.
5. Nadel im Winkel von 90° oder 45° einstechen.
6. Pen auslösen = Insulingabe.
7. Nadel in der Haut belassen und 10 Sekunden abwarten!
   (um einen Rückfluss des Insulins aus der Einstichstelle zu
   verhindern).
8. Hautfalte loslassen.
9. Nadel herausziehen.

Gelegentlich kann es zu einer kleinen Blutung an der Einstichstelle kommen. Sollten Sie das Gefühl haben, dass hierbei in geringem Maße auch Insulin ausgetreten sein könnte,
dosieren Sie bitte Ihr Insulin nicht nochmals nach! Es lässt

sich nicht feststellen, wie viel Insulin ausgetreten ist. Der entstandene kleine Bluterguss bildet sich nach wenigen Tagen zurück.

Injektionen in verändertes Gewebe (z. B. Narben, Muttermale, Blutergüsse) sind zu vermeiden, da hier das gespritzte Insulin schlechter resorbiert wird. Auch der Nabelbereich sollte ausgespart werden.

24.0 Aufbewahrung des Insulins

Den Insulinvorrat (nicht in Gebrauch befindliche Patronen) lagern Sie bitte im Kühlschrank bei Temperaturen von + 2 °C bis + 8 °C (Gemüsefach oder Innentür).

Insulin darf auf keinen Fall gefrieren, da es sonst seine Wirksamkeit verliert!

Den in Gebrauch befindlichen Pen lagern Sie bitte bei Zimmertemperatur. In Gebrauch befindliches Insulin kann bei Zimmertemperatur (unter + 25 °C) bis zu vier Wochen benutzt werden.

Insulin sollte keiner direkten Sonnen- oder Heizungswirkung ausgesetzt werden.

Entsprechende Kühlmöglichkeiten für heiße Sommertage sind im Handel erhältlich. Es eignet sich auch eine Thermosflasche.

25.0 Unterzuckerung

Eine mögliche „Nebenwirkung" der Insulintherapie kann eine Unterzuckerung (= Hypoglykämie) sein. Sie tritt jedoch nur dann auf, wenn das Verhältnis zwischen der Insulin- und Zuckermenge im Körper nicht stimmt.

Wie bei einer Waage muss die Insulinmenge auf die Zuckermenge abgestimmt sein, um ein Gleichgewicht herzustellen.

Bei zu wenig Insulin ist der Blutzucker erhöht, bei zu viel Insulin ist der Blutzucker zu niedrig.

Bei einer Blutzuckerkonzentration unter 60 mg/dl (3,3 mmol/l) spricht man von „Unterzucker" oder „Hypoglykämie". Eine Unterzuckerung geht in aller Regel mit Anzeichen einher, die sehr unterschiedlich wahrgenommen werden.

25.1 Anzeichen einer Unterzuckerung:

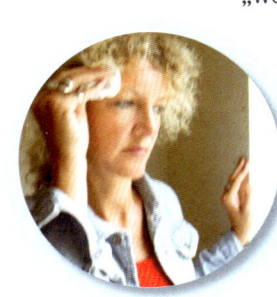

- Zittrigkeit,
  - „weiche" Knie,
    - Schweißausbruch,
      - Heißhunger,
        - Unruhe,
        - Sehstörungen,
        - Schwächegefühl,
        - Kribbeln oder taubes Gefühl an Mund, Beinen oder Händen,
      - Übelkeit/Erbrechen.

Die Anzeichen sind individuell sehr verschieden und müssen nicht gleichzeitig auftreten!

Man unterscheidet verschiedene Schweregrade einer Unterzuckerung:

- Leichte Hypoglykämie: bei Auftreten erster o.g. Anzeichen wird die Unterzuckerung selbst behandelt.
- Schwere Hypoglykämie ohne Bewusstlosigkeit: wenn auf die o.g. Anzeichen nicht sofort in angemessener Weise reagiert wird, fällt der Blutzucker weiter ab, so dass man nicht mehr in der Lage ist, sich selbst zu helfen und auf Fremdhilfe angewiesen ist.
- Schwere Hypoglykämie mit Bewusstlosigkeit: hierbei ist man nicht mehr ansprechbar und auf die sofortige Hilfe durch den Notarzt angewiesen.

Leichte Unterzuckerungen stellen für Ihr Kind keine Gefährdung dar. Häufige, lang andauernde schwere Unterzuckerungen jedoch können Ihrem Kind schaden, da es hierdurch zu einer Unterversorgung Ihres Kindes kommen kann.

25.2 Ursachen einer Unterzuckerung

Die Ursache einer Unterzuckerung ist immer ein Ungleichgewicht zwischen Insulin- und Zuckermenge im Körper.

Die häufigsten Gründe hierfür sind:

1. vermehrte Bewegung (Insulindosis vorher nicht reduziert),
2. zu wenig Kohlenhydrate aufgenommen (besonders vor längerer körperlicher Bewegung oder bei Erbrechen),
3. zu langer Spritz-Ess-Abstand,
4. Überdosierung von Insulin, z. B. durch versehentlich höhere Dosiseinstellung am Insulinpen oder fehlendes Durchmischen des Basalinsulins.

25.3 Behandlung einer Unterzuckerung

Wichtig ist, dass Sie erste Anzeichen sofort ernst nehmen und mit einer Behandlung nicht warten. Eine Unterzuckerung muss sofort behandelt werden, um ein weiteres Absinken des Blutzuckers zu vermeiden.

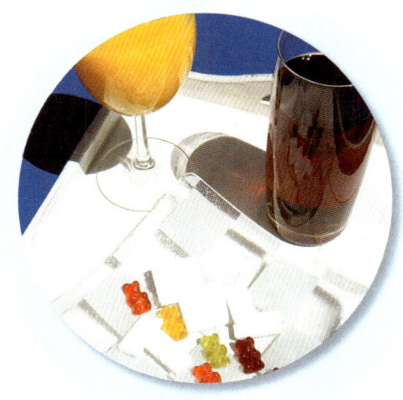

Ihre „Notfallhilfe" im Falle einer Unterzuckerung ist Traubenzucker!

Wie Sie wissen, ist Traubenzucker ein „Einfachzucker", der sehr schnell in die Blutbahn aufgenommen wird und deshalb den Blutzucker sofort erhöht.

Traubenzucker sollten Sie immer bei sich tragen! Verstauen Sie Traubenzucker im Handschuhfach Ihres Autos sowie auf dem Nachttisch neben Ihrem Bett, um ihn jederzeit schnell zur Verfügung zu haben.

Traubenzucker ist in unterschiedlicher Form in jedem Supermarkt erhältlich (z. B. Dextro-Energen als Plättchen).

123

Geeignete Mittel zur raschen Anhebung des Blutzuckers:

- Traubenzucker (bei ersten Anzeichen mindestens zwei bis drei Plättchen),
- normal gesüßte Cola, Limonade oder Fruchtsäfte (mindestens 100 ml).

Es handelt sich hierbei um „schnelle Kohlenhydrate".

Ungeeignete Mittel:

- Cola *light,*
- Diätprodukte (mit Süßstoff gesüßte Getränke lassen Ihren Blutzucker nicht ansteigen!),
- fettreiche „Süßigkeiten" (z.B. Schokolade oder Chips) (der hohe Fettanteil lässt den Blutzucker nur langsam ansteigen!).

Im Falle einer Unterzuckerung gilt:

1. zuerst „schnelle" Kohlenhydrate zuführen,
2. Blutzucker testen,
3. Blutzuckerwert im Tagebuch dokumentieren,
4. eventuell weitere, „langsame" Kohlenhydrate zuführen (z.B. Brot mit Käse).

Es ist nicht ratsam, aus Angst vor Unterzuckerungen heraus erhöhte Blutzuckerwerte zu tolerieren!

Unterzuckerungen treten selten und nur dann auf, wenn Sie mögliche Ursachen nicht beachten.

26.0 Reisen bei Insulintherapie

Es ist ratsam, dass Sie vor Antritt einer Reise durch Ihre/Ihren Frauenärztin/-arzt abklären lassen, ob von gynäkologischer Seite her einer Reise nichts im Wege steht.

Die Durchführung einer Insulintherapie sollte Sie – bei guter Blutzuckereinstellung – nicht daran hindern, geplante Reisen durchzuführen. Es gibt jedoch einige Besonderheiten, die Sie als Schwangere mit Insulintherapie beachten sollten.

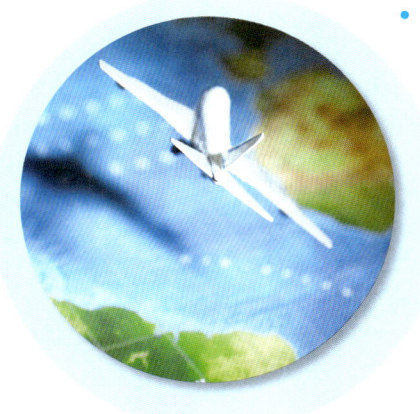

- Bei Flugreisen gehört Insulin ins Handgepäck (im Frachtraum können geringer Luftdruck und niedrige Temperaturen entstehen oder Ihr Gepäckstück kann verlorengehen).
  - Im Winterurlaub tragen Sie Ihren Insulinpen am Körper!
  - Nehmen Sie *ausreichend* Insulinvorrat und Blutzucker-Teststreifen mit!
- Deponieren Sie den Insulinvorrat im Hotelzimmer nach Möglichkeit an *zwei Stellen* (bei Einbruch mit Diebstahl geht dann nicht der ganze Vorrat verloren).
- Besprechen Sie frühzeitig mit Ihrem Diabetesteam die möglichen Veränderungen im Tagesablauf, z. B. bei Reisen mit Zeitverschiebung.
- Am Zoll kann das Mitführen von Injektionshilfen und Nadeln problematisch sein. Lassen Sie sich vor Urlaubsantritt eine englischsprachige Bescheinigung bei Ihrem Diabetesteam ausstellen. Es sind auch mehrsprachige „Reiseausweise für Diabetiker" erhältlich.
- Wenn Sie zur „Reisekrankheit" neigen oder an Schwangerschaftserbrechen leiden, können die Anzeichen einer Unterzuckerung verdeckt werden. Lassen Sie sich von Ihrem Diabetesteam beraten!
- Erkundigen Sie sich bei Ihrer Reiseversicherung, ob im Versicherungsumfang auch die Leistungspflicht in Bezug auf ihren Schwangerschaftsdiabetes enthalten ist.

Bezüglich Ihrer Insulintherapie gehören folgende Utensilien unbedingt in Ihr Reisegepäck:

1. Insulinpen,
2. ausreichender Insulinvorrat,
3. ausreichender Vorrat an Blutzuckerteststreifen, Pennadeln und Nadeln für die Stechhilfe,
4. Blutzucker-Messgerät mit Ersatzbatterien und Stechhilfe (evtl. zweites Messgerät als Ersatzgerät),
5. Ersatzpen oder Einmalspritzen,
6. ausreichender Vorrat an Traubenzucker,
7. Blutzuckertagebuch,
8. evtl. BE-Austauschtabelle,
9. Utensilien zum Kühlen des Insulins (Kühltasche, Thermoskanne),
10. Auslandsversicherung,
11. Bescheinigung zur Vorlage beim Zoll,
12. Notfallausweis, mehrsprachig.

27.0 Autofahren bei Insulintherapie

Während Ihrer Insulinbehandlung sollten Sie beim Führen eines Kraftfahrzeuges einige Dinge beachten.
Insbesondere zu Beginn der Insulintherapie – der sog. Einstellungsphase – sollten Sie kein Fahrzeug führen.

Das Hauptrisiko hierbei stellt eine mögliche Unterzuckerung während der Fahrt dar, wodurch Sie sich und andere Verkehrsteilnehmer gefährden könnten.

Wenn Sie als Kraftfahrerin am Straßenverkehr teilnehmen, sollten Sie folgende Regeln beachten:

1. Schließen Sie vor Fahrtantritt – insbesondere vor längeren Fahrten – eine Unterzuckerung aus. Messen Sie Ihren Blutzucker und dokumentieren Sie den Wert in Ihrem Blut-

zuckertagebuch. Bei niedrigen Blutzuckerwerten darf eine Autofahrt nicht angetreten werden. Nehmen Sie vor Fahrtantritt zuerst „langsame" Kohlenhydrate zu sich.

2. Halten Sie sofort an, wenn während der Fahrt auch nur die geringsten Anzeichen einer Unterzuckerung auftreten! Achten Sie bitte darauf, dass Sie beim Anhalten andere Verkehrsteilnehmer nicht gefährden!

   Gehen Sie dann wie folgt vor:

   • Rechts heranfahren,
   • Warnblinkanlage einschalten,
   • Motor abschalten,
   • Zündschlüssel abziehen,
   • Handbremse anziehen,
   • sofort „schnelle" Kohlenhydrate (z. B. Traubenzucker oder Cola; keine Cola light!) zuführen,
   • danach erst den Blutzucker messen,
   • Blutzuckerwert im Blutzuckertagebuch dokumentieren,
   • zusätzlich „langsame" Kohlenhydrate (z. B. Brot oder Kekse) zuführen,
   • erst dann die Fahrt fortsetzen, wenn die Unterzuckerung sicher überwunden ist.

3. Halten Sie für den Notfall einer Unterzuckerung immer eine ausreichende Menge schnell wirksamer Kohlenhydrate im Auto bereit. Diese deponieren Sie am besten im Handschuhfach, nicht im Kofferraum.

4. Für Ausnahmesituationen (Autopanne, Stau, Unfall) sollten Sie vorsorglich Kohlenhydrate in Form von Keksen, Obst, abgepacktem Brot etc. mitnehmen.

5. Vor Fahrtantritt niemals mehr als die übliche Insulinmenge spritzen und niemals weniger Kohlenhydrate essen als sonst!

6. Bei Langstreckenfahrten alle zwei Stunden den Blutzucker messen, den Wert dokumentieren und entsprechend der gewohnten Verteilung Mahlzeiten zuführen.

28.0 Schwangerschaftserbrechen und Insulintherapie

Etwa 70 – 80 % aller Schwangeren leiden in der Frühschwangerschaft (meist während der ersten drei Monate) an einer mehr oder weniger stark ausgeprägten, meist morgendlichen Übelkeit, teilweise mit Erbrechen.

Dies hat Auswirkungen auf Ihre Insulintherapie, weil Sie die Mahlzeiten den gespritzten Insulindosen anpassen müssen, um eine Unterzuckerung zu vermeiden.

Wenn unklar ist, wie viel Sie wirklich essen werden oder ob die Mahlzeit wieder nach draußen befördert wird, sollten Sie die Insulindosen vor dem Essen reduzieren. Unter Umständen kann auch ein Absenken der Basalinsulindosis erforderlich werden.

Wenn Sie z. B. zum Frühstück noch normal essen und Ihre normale Insulindosis spritzen, im Anschluss daran jedoch plötzlich erbrechen müssen, sollten Sie häufiger Ihren Blutzucker kontrollieren. So erkennen Sie frühzeitig eine mögliche Unterzuckerung und können rechtzeitig reagieren. Da in dieser Situation feste Speisen eher ungünstig sind, sollten Sie Ihren Blutzucker z. B. durch wiederholtes Trinken zuckerhaltiger Tees oder Säfte in kleineren Portionen oder Lutschen von Traubenzuckerplättchen erhöhen.

In manchen Fällen ist es sinnvoll, nach dem Essen eine Korrekturdosis Insulin nachzudosieren, insbesondere dann, wenn nach der Reduktion der Insulindosis vor einer Mahlzeit das Essen doch im Magen bleibt.

Sprechen Sie mit Ihren behandelnden Ärztinnen/Ärzten über Ihre Behandlung. Ihr Diabetesteam wird Sie zu den Besonderheiten der Insulindosisanpassung bei Schwangerschaftserbrechen ausführlich und individuell beraten.

29.0 Überwachung während der Schwangerschaft

29.1 Betreuung durch die/den Frauenärztin/-arzt

Die Überwachung durch Ihre/Ihren Frauenärztin/-arzt während der Schwangerschaft erfolgt gleichermaßen wie bei Schwangeren mit Diabetes mellitus Typ 1.

Das bedeutet für Sie, dass die Kontrolluntersuchungen häufiger stattfinden, als es die Mutterschafts-Richtlinien (laut Mutterpass) vorsehen. Die Vorstellung bei Ihrer/Ihrem Frauenärztin/-arzt sollte mindestens alle zwei Wochen erfolgen.

Neben der Ultraschalluntersuchung zwischen der 8. und 12. sowie zwischen der 20. und 22. Schwangerschaftswoche sollten Ultraschalluntersuchungen zunächst in Abständen von vier Wochen und später alle zwei Wochen erfolgen. Sie dienen der Beurteilung des Wachstums Ihres Kindes und zum Ausschluss von Fehlbildungen.
Hierbei sollte immer auch die Fruchtwassermenge durch Ihre/Ihren Frauenärztin/-arzt beurteilt werden, da dies Hinweise auf den Blutzucker Ihres Kindes geben kann.

Ab der 28. Schwangerschaftswoche sind – dem individuellen Risiko jeder Schwangeren mit Insulintherapie angepasst – häufigere Kontrollen zur Beurteilung des kindlichen Zustandes erforderlich:

- ab der 32. bis 33. Schwangerschaftswoche: CTG (= Cardiotokogramm = Aufzeichnung der kindlichen Herztätigkeit) zweimal wöchentlich,
- ab der 35. bis 36. Schwangerschaftswoche: CTG dreimal wöchentlich bzw. einmal täglich,
- während des Klinikaufenthaltes: CTG bis zu dreimal täglich.

129

Bei Auftreten von Schwangerschaftskomplikationen kann die Durchführung einer Doppler-Sonographie (= Messung der Durchblutung zum Kind) sinnvoll sein.

29.2 Betreuung durch die Diabetes-Schwerpunkteinrichtung

Die Betreuung bei Ihrer/Ihrem Diabetesärztin/-arzt sowie Ihrem/Ihrer Diabetesberater/-in erfolgt zunächst gleichermaßen wie in den Kapiteln B und C des vorliegenden Buches erläutert. Kommt eine Insulintherapie zum Einsatz, werden Sie diesbezüglich besonders geschult und die persönlichen sowie telefonischen Kontakte mit Ihrem Diabetesteam werden häufiger.

Wichtig ist, dass Sie *regelmäßig* Ihr Diabetesteam aufsuchen, damit Ihre Blutzuckertagesprofile besprochen werden können und Ihre Insulindosen den Werten regelmäßig angepasst werden.

Durch Ihr Diabetesteam erhalten Sie bezüglich Ihrer Insulintherapie eine ausführliche Einzelschulung, die folgende Themen beinhalten sollte:

- Normwerte unter Insulintherapie,
- Insulinarten und ihre Wirkungsweisen,
- bei intensivierter Insulintherapie mit Berechnung der Kohlenhydrate: Ausgabe und Erläuterung einer BE-Austauschtabelle, Erläuterung des BE-Faktors, des Korrekturfaktors und des Spritz-Ess-Abstandes,
- Insulindosisanpassung (unter Alltagsbedingungen sowie bei Krankheit und körperlicher Bewegung),
- Spritztechnik, Spritzstellen, Aufbewahrung des Insulins,
- Unterzuckerung: Anzeichen, Ursachen, Behandlung,
- Tagebuchführung unter Insulintherapie,
- Besonderheiten bei Urlaubsreisen und beim Autofahren,
- Überwachung während der Schwangerschaft und unter der Geburt.

30.0 Die Entbindung

Alle Schwangeren mit Schwangerschaftsdiabetes und Insulintherapie sollten in einer Klinik mit besonderer Erfahrung in der Betreuung von insulinbehandelten Schwangeren entbinden. Das heißt, dass in Ihrer Entbindungsklinik *auf jeden Fall* eine/ein Diabetesärztin/-arzt sowie eine/ein Kinderärztin/-arzt (Neugeborenenmedizin) anwesend sein sollte, die/der sich in der Betreuung von Frauen mit Schwangerschaftsdiabetes und deren Neugeborenen auskennt.

Erkundigen Sie sich frühzeitig, ob Ihre Entbindungsklinik diesen Anforderungen entspricht. Beachten Sie bei der Auswahl der Entbindungsklinik bitte, dass einige *nicht* über eine Station für „Neonatologie" (= Neugeborenenmedizin) verfügen. Dies könnte im Falle von Auffälligkeiten bei Ihrem Kind bedeuten, dass Sie von Ihrem Kind getrennt werden, weil eine Verlegung des Säuglings in ein anderes Krankenhaus notwendig wäre.

Sie selbst entscheiden, wo Sie Ihr Kind entbinden wollen!
Informieren Sie die Ärztinnen/Ärzte in der Klinik frühzeitig darüber, dass Sie einen Schwangerschaftsdiabetes haben, der mit Insulin therapiert wird. Wenn Ihr Blutzucker gut eingestellt ist und Ihr Kind normal entwickelt ist, steht einer *normalen Geburt* am Entbindungstermin nichts im Wege!

Das alleinige Vorliegen eines Schwangerschaftsdiabetes mit Insulintherapie rechtfertigt keinen Kaiserschnitt!
Dieser kann jedoch – wie bei Schwangeren ohne Schwangerschaftsdiabetes – aus anderen Gründen als dem gestörten Zuckerstoffwechsel erforderlich werden.

Nach den Leitlinien der DDG (= Deutsche Diabetes Gesellschaft) sollte bei Schwangerschaften mit Insulintherapie ein Austragen über den Entbindungstermin hinaus vermieden werden.

Von einer Hausgeburt ist bei Vorliegen eines insulinpflichtigen Schwangerschaftsdiabetes dringend abzuraten!
Denn auch wenn Ihr Blutzucker gut eingestellt und Ihr Kind normal entwickelt ist, *können* unter und nach der Geburt unvorhergesehene Komplikationen auftreten, die eine ärztliche Hilfe erfordern. Juristisch ist festgelegt, dass bei Auftreten von Komplikationen die Erstkompetenz der freiberuflich tätigen Hebamme sofort endet und zum Arzt übergeht!

Bezüglich der Insulintherapie empfiehlt sich bei Entbindung folgendes Vorgehen:

- bei geplantem Kaiserschnitt: keine Insulingabe am Morgen der Operation,
- bei Geburtseinleitung: Einsatz von Insulin, welches nur kurz wirkt, da hiermit ihr Blutzucker besser gesteuert werden kann,
- bei Beginn regelmäßiger Wehentätigkeit: Gabe von kurz wirkendem Insulin nur nach vorheriger Blutzuckermessung – Zeitintervalle der Blutzuckermessungen: alle zwei Stunden; bei Bedarf ist eine individuelle Anpassung erforderlich,
- Blutzuckerzielbereich: mit Blut aus der Fingerbeere gemessene Werte zwischen 80 und 130 mg/dl (4,4 und 7,2 mmol/l).

Schlusswort

Liebe Leserin, lieber Leser,

in Zusammenarbeit mit Ihnen, Ihren betreuenden Ärzten/-innen und Ihrer Hebamme strebt Ihr Diabetesteam für Sie und Ihr Kind das best-mögliche Ergebnis an.

Der Schutz des ungeborenen Lebens hat einen besonderen Stellen-wert. Die Geburt eines gesunden Kindes hat einen unschätzbaren Wert.

Im Gegensatz zu den schwangeren Frauen, die bereits vor ihrer Schwangerschaft mit einem Diabetes mellitus Typ 1 oder 2 vertraut wa-ren, müssen Sie sich bei neu entdecktem Gestationsdiabetes in kürze-ster Zeit viel Wissen aneignen, verstehen, verarbeiten und umsetzen. Für Sie kommt die Diagnose plötzlich und unerwartet, und das zu ei-ner Zeit, in der Ihre ganze Aufmerksamkeit Ihrem ungeborenen Kind gelten sollte.
Fragen Sie jederzeit bei Ihrem Diabetesteam nach, wenn Sie bei der Fülle an Informationen etwas nicht verstanden haben. Informieren Sie sich zusätzlich in diesen Ratgeber.

Dieser Ratgeber ersetzt nicht die individuelle, ausführliche Schulung bei einem Diabetesteam, das Erfahrung in der Betreuung schwange-rer Frauen hat!

Vielmehr dient er Ihnen als umfassendes Nachschlagewerk, damit Sie das Erlernte zu Hause in Ruhe nachlesen können. Er soll aufklä-ren, ohne Ängste zu schüren. Er soll Ihnen realistische und im Alltag umsetzbare Anleitungen zum Umgang mit dem „Symptom" Schwan-gerschaftsdiabetes geben, ohne zu demotivieren.

Nicht zuletzt soll er Sie zu einer gut informierten, kompetenten und selbstbewussten Gesprächspartnerin gegenüber der Ärzte/-innen, Hebammen und Berater/-innen machen, die Sie betreuen.

Auf dieser Basis habe ich das Buch speziell für Sie geschrieben und versucht, es ausschließlich auf die Belange von Schwangeren mit Gestationsdiabetes auszurichten.

Ich hoffe sehr, dass mir dies gelungen ist, und wünsche Ihnen und Ihrer Familie für Ihre gemeinsame Zukunft mit dem neuen Erdenbürger von Herzen alles Gute!

Abschließend möchte ich Sie bitten, durch Ergänzungs- oder Verbesserungsvorschläge zu den Inhalten oder der Gestaltung dieses Buches aufgrund Ihrer persönlichen Erfahrung Kritik zu üben, sei sie positiver oder negativer Art. Damit würden Sie entscheidend dazu beitragen, das vorliegende Buch stetig zu verbessern zum Wohle der schwangeren Frauen mit Gestationsdiabetes.

Herzlichen Dank!

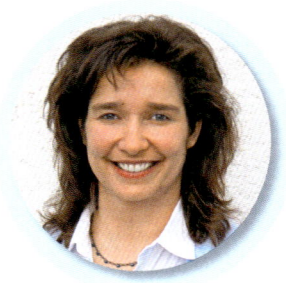

Autorin
Heike Schuh, Diabetesberaterin DDG
E-Mail: heike.schuh@t-online.de

Mit einer Kindheit voll Liebe
kann man ein halbes Leben hindurch
die kalte Welt aushalten.

(JEAN PAUL)

Literaturverzeichnis

Bücher und Zeitschriften

- AID Infodienst, Deutsche Gesellschaft für Ernährung e. V. Schwangerschaft und Stillzeit: Empfehlungen für die Ernährung von Mutter und Kind. Köln 2002
- AID Infodienst, Deutsche Gesellschaft für Ernährung e. V., Empfehlungen für die Ernährung von Säuglingen. 3. überarbeitete Auflage, Köln 2003
- AID Infodienst, Deutsche Gesellschaft für Ernährung e. V., Empfehlungen für die Ernährung von Kindern und Jugendlichen. Köln 2001
- Deparade, C., Ich bin Diabetikerin – und freue mich auf mein Kind. 4. Auflage 1998, Verlag Kirchheim, Mainz 1998
- DDG, Diabetes und Stoffwechsel. Band 13, 09/2004, Verlag Kirchheim + Co GmbH, Mainz
- Europäisches Arzneibuch. 5. Ausgabe, Grundwerk 2005, Band 2, Deutscher Apotheker Verlag, Stuttgart, Govi-Verlag-Pharmazeutischer Verlag GmbH, Eschborn 2005, S. 2254 – 2256
- Forschungsinstitut für Kinderernährung Dortmund, Empfehlungen für das Frühstück, 1994
- Forschungsinstitut für Kinderernährung Dortmund, Empfehlungen für die Ernährung von übergewichtigen Kindern, 2. Auflage 2004
- Jäckle, R., Hirsch, A., Dreyer, M., Gut leben mit Typ-1-Diabetes. 5. überarbeitete Auflage, Urban & Fischer-Verlag, München 2003
- Kast-Zahn, Annette, Jedes Kind kann richtig essen. 3. Auflage, Oberstebrink Verlag, Ratingen 2002
- Kirchheim + Co GmbH, Diabetes-Journal. Ausgabe Nr. 5/2004, S. 58 – 60
- Kleinwechter, H., Schäfer-Graf, U., Mäder, U., Der große Schwangerschafts-Ratgeber für Diabetikerinnen, TRIAS Verlag, Stuttgart 2004
- Münzing-Ruef, I., Kursbuch gesunde Ernährung: Die Küche als Apotheke der Natur. Aktualisierte und vollständig überarbeitete Ausgabe, Wilhelm Heyne Verlag GmbH & Co.KG, München 2000, S. 40 – 133
- ÖKO-TEST-Verlag, Gesund schwanger: Richtig gute neun Monate. Ausgabe Nr. 02, D61709, S. 56
- Schmeisl, G.-W., Schulungsbuch für Diabetiker. 2. überarbeitete und erweiterte Auflage, Gustav Fischer Verlag, Jena – Stuttgart – Lübeck – Ulm 1997

- Schmeisl, G.-W., Schulungsbuch für Diabetiker. 5. vollständig überarbeitete und erweiterte Auflage, Urban & Fischer Verlag, München 2005
- Schrot & Korn, Alles fürs Baby: Naturkost & Naturwaren. 1. Auflage, bio verlag, Schaafheim
- Springer-Kremser, M., Ringler, M., Eder, A., Patient Frau: Psychosomatik im weiblichen Lebenszyklus. 2. neu bearbeitete Auflage, Springer Verlag, Wien – New York 2001
- Umschau / Braus, Kalorien mundgerecht. 10. überarbeitete und erweiterte Auflage, korrigierter Nachdruck 1999, Brönners Druckerei, Frankfurt am Main 1999
- Verbraucherzentrale Hamburg e. V., Gesunde Ernährung von Anfang an. 14. Auflage, Zenner, Hamburg 2003
- Weiss, P. A. M., Diabetes und Schwangerschaft. Springer Verlag, Wien – New York 2002, S.136 – 462

Sonstige Materialien

- Aid Infodienst, Ernährung, Landwirtschaft, Verbraucherschutz e. V., 3389/2011
- DDG, Praxisempfehlungen zur Definition, Klassifikation und Diagnostik des Diabetes mellitus, 2011
- DDG und DGGG, Leitlinie Gestationsdiabetes mellitus, 08/2011
- DGGG. Leitlinie zur Betreuung Neugeborener diabetischer Mütter; in: Frauenarzt 44, 2003, Nr. 4
- Leitlinie über die Betreuung von Neugeborenen diabetischer Mütter, 05/2010
- Schaefer-Graf, U. M., Vetter K., Screening, Diagnostik und Therapie des Gestationsdiabetes; in: Der Gynäkologe 7/2002, S.652 – 660
- Schuh, H., Facharbeit im Rahmen der Weiterbildung zur Diabetesberaterin DDG, Gestationsdiabetes: Eine interdisziplinäre Herausforderung, 02/2004
- Sorger, M., Gestationsdiabetes; Script 62. Weiterbildungslehrgang zur Diabetesberaterin DDG, 9/2003
- Wäscher, C., Ernährung bei Gestationsdiabetes; in: Ernährungs-Umschau 47, 2000, Heft 8, S.312 – 315
- www.suessstoff-verband.de/suessstoffe/ und www.suessstoff-verband.de/verwendung/
- www.biologie.de/biowiki

- www.diabetes-world.net/de/25865, 3/2003
- www.diabetes-world.net/d5/54456
- www.diabetes-world.net/d5/54474
- www.diabeticus.com/diplomarbeiten/traxler
- www.ernaehrungs-city.de 2/2006
- www.meb.uni-bonn.de/giftzentrale/alkohol/alkohol3.html
- www.9monate.qualimedic.de 01/2007
- www.uni-duesseldorf.de/WWW/AWMF/II/diab-002.htm, 7/2003, S. 1–14
- www.uni-duesseldorf.de/AWMF/II/gyn-g004.htm

Buch- und Broschürenempfehlungen

1. DGE: „Ballaststoffreich Essen", 1. Auflage 1996, Art.Nr. 121500 (Tel. 0 64 75 / 9 14 30)
2. DGE: „Die Schnelle Vitalküche", 1. Auflage 2000, Gräfe und Unzer Verlag, Art.Nr. 720800
3. DGE:„Kleine Nährwerttabelle der DGE", 42. Auflage 2002, Umschau/ Braus, Art.Nr. 120232 (Tel. 0 64 75 / 9 14 30)
4. DGE: „Vollwertig Essen und Trinken nach den 10 Regeln der DGE", 19. überarb. Auflage 2002, Art.Nr. 400410 (Tel. 0 64 75 / 9 14 30)
5. Dr. Carlos González: „Mein Kind will nicht essen", Art.Nr. B 021 (ISBN 3-932022-12-2)
6. Aus der Broschürenserie des Forschungsinstitutes für Kinderernährung (FKE), Dortmund (zu beziehen über FKE Broschürenvertrieb, Baumschulenweg 1, 59348 Lüdinghausen, Tel. 02 31 / 71 40 21):
   - Schwangerschaft und Stillzeit: Empfehlungen für die Ernährung von Mutter und Kind
   - Empfehlungen für die Ernährung von Säuglingen
   - optimiX: Empfehlungen für die Ernährung von Kindern und Jugendlichen
   - Empfehlungen für die Ernährung von allergiegefährdeten Säuglingen
   - Empfehlungen für die Ernährung von Säuglingen und Kindern mit einer Lebensmittelallergie

- Empfehlungen für die Ernährung von behinderten Kindern und Jugendlichen
- optimiX Kochbuch für Kinder

7. Gwen Gotsch: „Stillen von Frühgeborenen", Art. Nr. B 26 (ISBN 3-932022-10-6)
8. Hannah Lothrop: „Das Stillbuch", Kösel-Verlag GmbH, München (ISBN 3-466-34431-X)
9. Ingeborg Münzing-Ruef: „Kursbuch gesunde Ernährung – Die Küche als Apotheke der Natur", Wilhelm Heyne Verlag GmbH, München (ISBN 3-453-12256-9)
10. Kast-Zahn, Annette: „Jedes Kind kann richtig essen", Oberstebrink Verlag GmbH, 2002 (ISBN 3-9804493-9-4)
11. La Leche Liga International: „Das Handbuch für die stillende Mutter", Art.-Nr. B 001, (ISBN 3-906675-02-5)
12. Marion Krevel: „Alles fürs Baby: Naturkost & Naturwaren", Hrsg. Schrot & Korn, bio verlag, Schaafheim (ISBN3-934412-04-1)
13. Verbraucherzentrale Hamburg e.V.: „Gesunde Ernährung von Anfang an", Hrsg. Verbraucherzentrale Hamburg e.V. 2003 (ISBN 3-922940-218)

Weitere Informationen zum Thema Diabetes finden Sie im Online-Shop des Kirchheim-Verlags: www.kirchheim-shop.de

Adressen

Aktionsgruppe Babynahrung e. V. (AGB)
Untere-Masch-Str. 21, 37073 Göttingen,
Tel. 05 51 / 53 10 34, Fax 05 51 / 53 10 35
E-Mail: info@babynahrung.org, Internet: www.babynahrung.org

Arbeitsgemeinschaft Freier Stillgruppen
Rüngsdorfer Straße 17, 53173 Bonn,
Tel. 02 28 / 3 50 38 71, Fax 02 28 / 3 50 38 72
E-Mail: geschaeftsstelle@afs-stillen.de,
Internet: www.afs-stillen.de/

Bund Deutscher Hebammen
Gartenstraße 26, 76133 Karlsruhe
Tel. 07 21 / 98 18 90, Fax 07 21 / 9 81 89 20
E-Mail: info@bdh.de
Internet: www.bdh.de

Deutsche Diabetes-Gesellschaft
Bürkle-de-la-Camp-Platz 1, 44789 Bochum
Tel. 02 34 / 9 78 89 13, Fax 02 34 / 9 78 89 23
Internet: www.deutsche-diabetes-gesellschaft.de

Deutsche Gesellschaft für Ernährung e. V.
Godesberger Allee 18, 53175 Bonn
Internet: www.dge.de

Forschungsinstitut für Kinderernährung
Heinstück 11, 44225 Dortmund
Tel. 02 31 / 7 92 21 00, Fax 02 31 / 71 15 81
E-Mail: fke@fke-do.de
Internet: www.fke-do.de

LaLecheLiga Deutschland
Dannenkamp 25, 32479 Hille
Tel. 05 71 / 4 89 46, Fax 05 71 / 4 04 94 80
E-Mail: info@lalecheliga.de
        beratung@lalecheliga.de
Internet: www.lalecheliga.de

Verbraucherzentrale Hamburg e. V.
Kirchenallee 22, 20099 Hamburg
Tel. 0 40 / 24 83 20, Fax 0 40 / 24 83 22 90
Internet: www.vzhh.de

Ergänzung zum Mutterpass
Schwangerschaft mit Gestationsdiabetes / Diabetes mellitus
durch die Diabetes-Schwerpunkteinrichtung

Name/Vorname: _____ **geb.:** _____

○ Gestationsdiabetes
○ Diabetes mellitus Typ 1
○ Diabetes mellitus Typ 2
Glukosurie: ○ ja (SSW: _____) ○ nein

50 g-Glukose-Screening-Test:
○ kapillär ○ venöses Plasma
Datum: _____
SSW: _____
BZ 1 h pp: _____ mg / dl

(Stempel)

75 g-Glukose-Toleranztest:
○ kapillär ○ venöses Plasma
Datum: _____
SSW: _____
BZ nüchtern: _____ mg / dl
BZ 1 h pp: _____ mg / dl
BZ 2 h pp: _____ mg / dl

(Stempel)

Erstvorstellung in der Diabetes-Schwerpunkteinrichtung: _____
Empfohlene Aufnahme täglich: kcal: _____ BE: _____

Datum	SSW	MBG	HbA$_{1c}$	Insulin	Hypo	Bemerkungen

Bitte hier heraustrennen!